Gerd Unterstenhöfer

Etwas Besseres als den Tod findest Du allemal

Ein langes Leben mit Prostatakrebs

Mit vielen Anleitungen und Meditationshilfen

Herausgegeben von Ertay Hayit

Hayit, Köln

Wir freuen uns über Ihre Anregungen und Kommentare zu diesem Buch, die Sie gerne per E-Mail senden können: kontakt@hayit.de

Printausgabe: ISBN 978-3-87322-188-8
E-Book pdf: ISBN 978-3-87322-189-5
E-Book epub: ISBN 978-3-87322-190-1
E-Book mobi: ISBN 978-3-87322-191-8

Impressum:
Herausgeber: Ertay Hayit, M.A.
Autor: Gerd Unterstenhöfer
Redaktion: Frank Tetzel
Foto Cover: © peppi18 - Fotolia.com
Produktion: Mundo Marketing GmbH, Köln

1. Auflage 2013
© copyright 2013 Mundo Marketing GmbH, Köln

Verlag:
Hayit Medien, eine Unit von Mundo Marketing GmbH
kontakt@hayit.de www.hayit.de

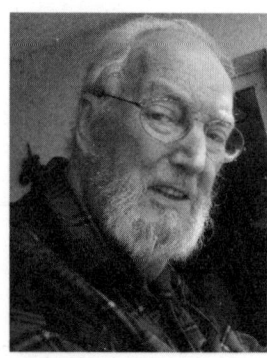

Der Autor, **Gerd Unterstenhöfer,** Jahrgang 1937, studierte Mathematik und Physik für das höhere Lehramt. 15 Jahre lang war er in Lateinamerika für Aus- und Weiterbildungsprojekte tätig.
Seine besondere Vorliebe galt dem Naturwissenschaftler jedoch stets der Psychologie, mit der er sich nach seiner Erkrankung intensiv beschäftigt hat. Heute lebt der Autor in Heppenheim.

Inhalt

Einleitung des Herausgebers

1995 erhielt Gerd Unterstenhöfer die niederschmetternde Diagnose: Prostatakrebs mit der schlechtest möglichen Prognose. Maximal zwei Jahre Überlebenszeit, so lautete das Urteil der Ärzte zum damaligen Zeitpunkt. Doch Gerd Unterstenhöfer überlebte – und lebt auch heute noch mit seiner schweren Erkrankung. Nach anfänglichem Hadern mit seinem Schicksal gelang es dem damals 58-Jährigen, das Tal der Tränen hinter sich zu lassen und sich mit seiner Krankheit auseinanderzusetzen. Dabei durchlief er zwar alle somatischen Therapien, die er gemeinsam mit seinen Ärzten für angemessen hielt. Und beschäftigte sich gleichzeitig in eigener Regie eingehend mit seiner Psyche und deren Auswirkung auf den Krankheitsverlauf.

Anhand von Literatur, Gesprächen mit Ärzten und Therapeuten, im Austausch mit den Mitgliedern seiner von ihm geleiteten Selbsthilfegruppe hat der Naturwissenschaftler, dessen besondere Vorliebe seit jeher der Psychologie galt, viel über seine Psyche gelernt. Und er ist zu der Überzeugung gelangt, dass die üblichen körperlichen Behandlungen wie Operation, Chemo- und Strahlentherapie bei so lebensbedrohenden Erkrankungen wie einem Krebsleiden nicht ausreichen, sondern psychoonkologische Therapien ergänzend eingesetzt werden müssen. Diese steigern nicht nur das Wohlbefinden, sondern können auch den Krankheitsverlauf heilsam und im besten Fall auch lebensverlängernd beeinflussen.

Gerd Unterstenhöfer beschreibt in seinem Buch, was er im Laufe seiner Erkrankung über seine Seele gelernt, wie das Gelernte sein

Denken und sein Verhalten beeinflusst hat. Diese Erfahrungen möchte er – versehen mit vielen Anleitungen, Hilfen und Hintergrundinformationen – seinen Lesern weitergeben. Dabei werden so wichtige Fragen geklärt, warum die Patient-Arzt-Beziehung für den Krankheitsverlauf eine so große Rolle spielt, ob es einen Zusammenhang gibt zwischen der körperlichen Männlichkeit und dem Krebs in der Prostata und welche Gefühle krank machen bzw. wodurch die Seele wieder gesunden kann.

Einen großen Fokus wird in diesem Buch auf das Thema „Meditation" gelegt, die für den Autor eine große Lebenshilfe darstellt. Mit Hilfe einiger ausgewählter und jeweils auf ein spezielles Thema ausgerichteter Achtsamkeit- und Konzentrationsübungen können interessierte Leser das Meditieren üben und auch gezielt anwenden.

Gerd Unterstenhöfer hat sich auf den Weg in sein Innerstes gemacht – und dabei viel gewonnen. Nun möchte er Erkrankten Mut machen und sie dabei unterstützen, ihm ins „Land der Psyche" zu folgen.

Ertay Hayit, Köln
Herausgeber

Vorwort

Ich habe seit 18 Jahren Prostatakrebs. Meine Ausgangswerte waren damals sehr schlecht und ein Arzt gab mir nach der Operation eine Überlebenszeit von lediglich 18 Monaten, ein anderer von maximal zwei Jahren.

Im Laufe der Jahre habe ich in Kooperation mit den Ärzten meines Vertrauens alle Therapien gemacht, die wir gemeinsam für angemessen hielten. Allen Voraussagen der Ärzte zum Trotz: Ich lebe. Nach dem Urteil zweier kompetenter Fachärzte gibt es keine medizinische Erklärung dafür, warum es mir so gut geht und ich nun schon so lange mit meiner schweren Erkrankung lebe.

Wenn es jedoch auf der körperlichen Ebene keine Erklärung für diesen ungewöhnlichen und – im strengen Wortsinne – wunderbaren Krankheitsverlauf gibt, kann ich die Ursache ja nur auf der seelischen Ebene suchen. In diesem Bereich war ich allerdings die ganze Zeit über sehr aktiv.

Vielleicht half mir meine Beschäftigung mit der eigenen Psyche, das Krebswachstum zu verzögern. Bei mir hat sich bis heute kein Arzt danach erkundigt, was ich auf der seelischen Ebene tue und getan habe, um meine Selbstheilungskräfte zu aktivieren, ob ich meditiere oder andere Übungen durchführe. Im Laufe meiner Krankheit entstand in mir der Verdacht, dass die Medizin Krebs schon deshalb nicht zu heilen vermag, weil ihr diesbezügliches schulmedizinisches Paradigma falsch sein könnte.

Mir gefällt die Analogie der folgenden Aussage: Wenn ein großer Dom erheblich zerstört wäre, dann könnte man in den Bausteinen so lange und so sorgfältig suchen wie man will, den Bauplan zum Wiederaufbau dieses monumentalen Kunstwerkes würde man in den Steinen nicht finden. D. h. dass zwar die Beeinflussung der krebskranken Zellen nicht zur dauerhaften oder gar endgültigen Heilung führt, dass man aber auf der seelischen Ebene den Bauplan reaktivieren kann.

Ich will in diesem Buch beschreiben, was ich in den vergangenen Jahren über meine Psyche gelernt habe, wie das Gelernte mein Denken und mein Verhalten beeinflusst und damit meine Selbstheilungskräfte aktiviert hat.

Dabei glaube ich mich weder im Besitz der absoluten Wahrheit, noch halte ich mich für unfehlbar. Deshalb sollen die Informationen, die ich in diesem Buch gebe, andere Prostatakranke lediglich anregen, sich mit meinen Ausführungen kritisch auseinanderzusetzen und nur dann, wenn sie sich angesprochen fühlen, in dem einen und oder anderen von mir beschriebenen Bereich selbst aktiv werden. Sie können dann aufgrund eigener Initiative und Aktivitäten erleben, ob und wie ihre Lebensqualität steigt und sich ihr Leben verlängert.

Mir ist die Feststellung wichtig, dass ich nicht missionarisch wirken will. Ich wäre aber sehr glücklich, wenn der eine oder der andere auf der Grundlage meiner Erfahrungen durch eigenes Engagement seine Selbstheilungskräfte aktivieren könnte.

Ich möchte dem krebskranken Leser zurufen: „Komm mit mir ins Land der Psyche; etwas Besseres als den Tod findest Du allemal."

Heppenheim im Frühjahr 2013   Gerd Unterstenhöfer

Krankheitsentwicklung und somatische Therapien

„Herzlichen Glückwunsch, Sie sind kerngesund!", so verabschiede-
te mich mein Hausarzt nach der jährlichen Vorsorgeuntersuchung.
Ungläubig verließ ich die Praxis, denn Symptome wie Schwierigkeiten beim Wasserlassen sowie der schwache, unterbrochene Harn-
fluss und vor allem die allgemeine Müdigkeit machten mir nach wie
vor zu schaffen.

Ich wandte mich an einen niedergelassenen Urologen, der sofort
den Verdacht auf Prostatakrebs äußerte, mir Blut abnahm und im
Labor meinen PSA-Wert ermitteln ließ. Dann ging alles sehr
schnell:

Nach zwei Tagen eröffnete er mir, dass mein PSA-Wert 82 ng/ml
beträgt. Er riet mir dringend, mich an Herrn Prof. Dr. P. A. in Mannheim zwecks Biopsie und operativer Entfernung meiner Prostata zu
wenden. Merkwürdigerweise erschreckte mich diese Diagnose nicht,
sondern ich sagte mir leise: „Na ja, jetzt hat das Kind wenigstens
einen Namen."

Damals durchlitt ich persönlich eine besonders schwierige Zeit. Zum
Ersten, weil ich durch den Konkurs meines eigenen Instituts völlig
verarmt war und ich nicht wusste, wie und wovon ich in Zukunft
überhaupt leben sollte. Zum Zweiten war meine Liebesbeziehung,
in der ich seit 15 Jahren lebte, notleidend und zum Dritten hatte
meine Tochter seit Monaten jeden Kontakt mit mir abgebrochen. So
lebte ich im Mai 1995. Ich war 58 Jahre alt.

Zu jenem Zeitpunkt bestanden meine Kenntnisse in puncto Prostata lediglich in der Fähigkeit, dieses Teilorgan meiner Männlichkeit
fehlerfrei zu schreiben. Damit endete auch meine Sachkenntnis.
Dann tat ich etwas, über dessen Wert ich mir erst Jahre später ganz
bewusst geworden bin: Ich ermittelte durch viele Fragen bei Verwandten und befreundeten Medizinern einen höchst kompetenten

und erfahrenen Operateur, von dem es hieß, dass man als Patient „auf Augenhöhe" mit ihm kommunizieren könne. Dass ich im Laufe meiner Recherchen wieder bei Prof. P. A. landen würde, war damals noch nicht vorauszusehen, aber – wie sich später herausstellen sollte – ein glücklicher Zufall. (Ich werde dem Thema „Patient-Arzt-Beziehung" ein eigenes Kapitel widmen, da ich dieses Verhältnis für höchst wichtig und im Idealfalle sogar für heilsam halte.)

Im Juli 1995 wurde meine Prostata operativ entfernt. Es blieben jedoch positive Schnittränder, denn der Krebs war schon aus der Kapsel herausgewachsen, so dass auch Teile der Blase entfernt werden mussten. Mit der Streuung der Krebszellen in andere Teile meines Körpers musste gerechnet werden. Der Malignitätsgrad betrug G3b und der Gleason-Wert lag bei 10. Kurzum: Meinem Krebs wurde die schlechtest mögliche Prognose gestellt. Der PSA-Wert war wenige Wochen nach der Operation immerhin auf 0,92 ng/ml gefallen. Eine Bestrahlung der so genannten Prostataloge brachte keinen Erfolg.

Psychisch ging es mir schlecht, glaubte ich doch an die prognostizierte Überlebenszeit von höchstens zwei Jahren. Wenn ich nicht weiter wusste, saß ich in meinem Wohnzimmer und weinte. Einzig mein Hund machte dann den verzweifelten Versuch, mich zu trösten, indem er sich vor mich setzte, mich mit seinen treuen Augen ansah und mit der Pfote zu streicheln versuchte. Alles schien 1995 schier aussichtlos.

Im Laufe der Therapie gelang es, den PSA-Wert durch regelmäßige Gaben von Enantone vorübergehend zu senken, bis er zwei Jahre später, im August 1997, wieder auf 5 ng/ml anstieg.

Bevor ich jedoch meinen Krankheitsverlauf weiter beschreibe, gebe ich eine E-Mail wieder, die ich im Juni 2002 an die Mitglieder meiner Selbsthilfegruppe geschrieben habe:

Wie sich weiland Lebensgefährdete zur ersten SHG zusammenschlossen

Hallo Mitbetroffene,

in der narrativen Therapie und in der systemisch-phänomenologi-schen Therapie geht es u. a. darum, in literarischen Vorlagen Hinweise auf einen unbewussten Lebensplan desjenigen zu erkennen, der für ein Märchen eine besondere Vorliebe hat.

Mir war bewusst, dass „Die Bremer Stadtmusikanten" für mich seit langem eine besondere Bedeutung hatten; aber mir war nicht klar, warum das so war und was es zu bedeuten hatte. Ich habe mein Lieblingsmärchen also voller Neugier und Spannung noch einmal gelesen und es fiel mir wie Schuppen von den Augen, dass es statt des bekannten Titels ebenso gut heißen könnte: „Wie sich weiland Lebensgefährdete zur ersten Selbsthilfegruppe zusammenschlossen".

Damit Ihr nachvollziehen könnt, wie es mir erging, gebe ich Euch im Folgenden das Märchen mit meinen Worten wieder.

Ein Müller, dem sein Esel lange ergeben gedient hatte, wollte seinen treuen Diener wegschaffen, da er mit dessen Leistung nicht mehr zufrieden war. Der Esel ahnte jedoch den bösen Plan, lief weg und machte sich auf den Weg nach Bremen, wo er Stadtmusikant werden wollte.

Der Esel, in dem ich später den Selbsthilfegruppenleiter sehen werde, begegnet dann nacheinander einem Hund, einer Katze und einem Hahn. Alle teilen dasselbe Schicksal: Da sie nicht mehr so leistungsfähig sind wie in früheren Jahren, will ihre Herrschaft sie loswerden und sie sind vom Tode bedroht. Der Rat des Esels lautet jedes Mal: „Komm mit uns nach Bremen; etwas Besseres als den Tod findest Du allemal".

Am Abend erreichen sie ein beleuchtetes Haus. Ein Blick durchs Fenster zeigt ihnen, dass drinnen eine Gruppe von Räubern ihre Beute verzehrt. Und nun kommt es zu der bekannten Aufstellung unserer vom Tode bedrohten Tiere, die wir ja alle kennen: Der eine steigt auf die Schultern des anderen und als Gruppe machen sie vor dem Fenster des Hauses Musik. Dabei entsteht ein solcher Lärm, dass die Räuber erschrecken, schließlich fliehen und den Musikanten das Haus überlassen.

Auch der Versuch der Räuber, das Haus zurückzuerobern, schlägt fehl und unseren Musikanten gefällt es darin so gut, dass sie niemals wieder hinauswollen.

Ist es nicht wunderbar, wie erzählt wird, wie vier Tiere – jedes in Lebensgefahr – sich zusammentun, um gemeinsam Musik zu machen? Und schon ist die erste SHG gegründet. Es begeistert mich, wie der Esel, in dem man unschwer den SHG-Leiter erkennt, den anderen Betroffenen sagt: „Komm mit mir: Etwas Besseres als den Tod findest Du allemal".

Ja, und dann fangen sie also an, ihre eigene Musik zu machen. Dabei steigt der eine dem anderen auf die Schultern, darauf folgt der Nächste und schließlich noch einer ganz oben drauf. Schöner kann man Selbsthilfe wohl nicht beschreiben.

Und zum Schluss gelingt es ihnen dann, was wir alle ja in unseren Selbsthilfegruppen nach Kräften versuchen, nämlich die Räuber durch die Selbsthilfemusik in die Flucht zu schlagen.

Mir selbst sagt dieses Märchen noch mehr: Es sagt mir, dass ich mit meinen Aktivitäten in der Selbsthilfe meine neue Lebensaufgabe gefunden habe, denn

- ob ich nun in meiner SHG Prostatakrebs und Psyche oder in einer anderen SHG mitarbeite,

- ob ich im Rahmen meiner SHG Beratungsgespräche mit anderen Betroffenen führe

- oder ob ich in anderen SHGs Meditationskurse durchführe,

immer folgt die Struktur meiner Tätigkeit diesem märchenhaften Selbsthilfeansatz, und das ist mir eine große Freude. Denn etwas Besseres als den Tod finden wir so allemal.

Herzliche Grüße

G. U.

Bevor ich nun beschreibe, mit welcher Melodie ich seit 17 Jahren meinen Räuber Prostatakrebs abwehre, werde ich – wie angekündigt – auf die Patient-Arzt-Beziehung eingehen, zumal diese als erstes Werk schon zu dieser Musik zählt.

Patient-Arzt-Beziehung

„Pfusch am Patienten" nannte sich eine ARD-Reportage. In der Vorankündigung dieser Sendung hieß es: „Der Allgemeine Patientenverband schätzt, dass in Deutschland 25.000 Menschen pro Jahr durch ärztliche Fehlbehandlungen sterben."

Falls diese Aussage zutrifft, dann ist die Ärzteschaft zweieinhalbmal so gefährlich wie der Prostatakrebs. Das sollte uns doch wirklich zu denken geben, denn es zeigt uns, wie wichtig für uns Patienten die richtige Arztwahl ist.

Ich möchte an dieser Stelle von einem interessanten Test berichten, der vor Jahren an der Loma Linda University im US-amerikanischen Bundesstaat Kalifornien durchgeführt wurde. Hier wollte man beweisen – zugegeben an einer sehr kleinen Probandengruppe –, dass nicht nur das Lachen selbst, sondern schon die Erwartung, in Kürze herzhaft lachen zu können, gesund ist und sich positiv auf den menschlichen Körper auswirkt. Der Hälfte der Testpersonen wurde gesagt, dass sie in Kürze einen lustigen Film sehen würden. Die andere Hälfte wusste vorher nichts von ihrem Glück.

Im Blut der Probanden, das ihnen vor dem Start des Films abgenommen worden war, entdeckten die Wissenschaftler um den Autoren der Studie Lee Berk Überraschendes: In der Gruppe der freudig Wartenden war die Konzentration der Stresshormone Cortisol, Adrenalin und Dopac um bis zu 70 Prozent gesunken. „Indem wir nach Erlebnissen Ausschau halten, die uns zum Lachen bringen, können wir offensichtlich viel für unser Wohlbefinden tun", schlussfolgerte der Neuro-Immunologe, der das Experiment durchgeführt und der American Psychological Society vorgestellt hatte.

Ähnlich liegen die Dinge bei der Patient-Arzt-Beziehung: Wer mit einer positiven Erwartung in ein Gespräch mit dem Arzt geht und wenn sich im Verlauf und im Gesprächsergebnis diese positiven Erwartungen erfüllen, kann die Erfahrung machen, dass Therapie ein kommunikativer, zwischenmenschlicher Prozess ist. In diesem

Prozess hat die persönliche Haltung zu der vorgeschlagenen Behandlung und die Patienten-Arzt-Beziehung eine vergleichbar große Wirkung wie das verordnete Arzneimittel.

Wir sollten uns folgenden Zusammenhang bewusst machen: Leben bedeutet Kommunizieren, d. h. miteinander in Verbindung stehen. Die kleinste lebendige Einheit ist die Zelle. Doch Krebszellen sind die einzigen Zellen unseres Körpers, die nicht mehr kommunizieren. Vielleicht sollte man unseren Krebs deshalb besser als Kommunikationsschwindsucht bezeichnen. Umso mehr ist es wichtig, dass wir diesen Mangel an Kommunikation zwischen den Zellen durch die eigene gute Kommunikation mit dem Arzt (und auch mit unserer Partnerin, unserem Partner und unseren Freunden) kompensieren.

Wir sollten uns immer bewusst sein, dass Ärzte aus fachlichen, moralischen und rechtlichen Gründen die Verpflichtung haben, uns über Inhalt, Verlauf und Risiken jeder Therapie, zu der sie uns raten, in einem persönlichen Gespräch aufzuklären. Nur wenn sie diese Verpflichtung voll erfüllen, befreien sie sich von dem möglichen Vorwurf der Körperverletzung.

Für uns Patienten ist es folglich von höchster Bedeutung, dass wir uns klar darüber sind, dass gute Kommunikation die therapeutische Wirkung einer Therapie erhöht. Um wirkungsvoll mit dem Arzt kommunizieren zu können, müssen wir uns bewusst machen, auf welchen Ebenen Kommunikation stattfindet, welche eigenen Verhaltensweisen die Kommunikation fördern und die wichtigsten Kommunikationsregeln für uns verinnerlichen.

Wir müssen verstehen, dass Gedanken und Gefühle die physiologischen Abläufe im Körper verändern können und in unserem Gehirn Mechanismen aktivieren, die gegen unsere Erkrankung ankämpfen und dadurch eine heilsame Wirkung erzeugen.

Der Glaube an die Aussage des Arztes – dies sollte immer das Ziel unserer Kommunikation sein. Was der Arzt sagt, wollen wir für wahr, richtig und glaubwürdig halten. Gefühlsmäßig wollen wir von der Richtigkeit seiner Aussage überzeugt sein, um für uns Besserung und womöglich Heilung zu erfahren.

In diesem Zusammenhang erinnere ich mich daran, von einer Placebo-Studie gelesen zu haben, in deren Verlauf schwangeren Frauen, die unter Übelkeit litten, ein Mittel verabreicht wurde, von dem sie aufgrund der ihnen gegebenen Informationen glaubten, dass es ihre Symptome lindern würde. In Wirklichkeit handelte es sich jedoch um ein Brechmittel. Laut Studie soll dieses gegen Übelkeit geholfen haben.

Mögen auch manche Mediziner bezüglich des beschriebenen Zusammenhangs abwertend von einem „reinen Placeboeffekt" sprechen, entscheidend sind die positiven Veränderungen des subjektiven Befindens und der objektiv messbaren körperlichen Funktionen. Von partizipativer Entscheidungsfindung (PEF) sprechen verantwortungsvolle Ärzte, wenn sich Patient und Arzt gemeinsam auf eine medizinische Behandlung einigen.

Wer einen Arzt dieser Güteklasse sucht, sollte sich an seine örtliche Prostatakrebs-Selbsthilfegruppe wenden oder – falls er deren Anschrift nicht kennt – lässt sich diese im Internet unter www.prostatakrebs-bps.de ermitteln.

Krankheitsentwicklung, somatische Therapien und erste Psychotherapie

Während meines Studiums habe ich im Nebenfach Psychologie belegt und mich darüber hinaus berufsbegleitend zum Experten der Educational Technology weitergebildet.

Mit der Diagnose Prostatakrebs war es für mich geradezu selbstverständlich, dass ich aus meiner natürlichen Neugier heraus begann, alles aufzusaugen was ich zu den körperlichen Ursachen und Folgen sowie zur seelischen Heilung von Prostatakrebs nur finden konnte. Meine Quellen waren Zeitschriftenartikel, Fachbücher und das Internet.

Als Erstes habe ich das Buch „Wieder gesund werden" von O. Carl Simonton, Stephanie Matthews Simonton, James Creighton gelesen, das der amerikanische Strahlentherapeut und die Psychologin Anfang der neunziger Jahre des letzten Jahrhunderts veröffentlichten (→ *Buchempfehlungen*). Was mich bei der Lektüre sofort überzeugte, war die dringende Empfehlung der Autoren, sich als ersten Schritt zur spirituellen Heilung eine „sinnstiftende Aufgabe" zu suchen. Simonton, der vielen Anfeindungen der klassischen Onkologie ausgesetzt war, betont in seinen Abhandlungen und Seminaren stets, wie wichtig Gedanken, Vorstellungen und Gefühle in der Therapie von krebskranken Menschen sind.

Als ich erleben durfte, dass ich das mir von den Ärzten zugebilligte Verfallsdatum schon überschritten hatte, und es mir sogar immer besser ging, war ich in meiner Absicht bestärkt, alles aufzunehmen, zu lesen und zu lernen, dessen ich über die körperliche sowie seelische Heilung von Prostatakrebs habhaft werden konnte. Eben dies habe ich zu meiner persönlichen sinnstiftenden Aufgabe erklärt, wie sie Simonton vorschlägt, und widme mich ihr seither wie einem neuen Beruf.

Auf die erste sinnstiftende Aufgabe habe ich eine weitere gesetzt. Nachdem ich dann in erster Annäherung eine befriedigende Sachkenntnis erworben hatte, gründete ich zusammen mit H. B. die Prostatakrebs-Selbsthilfegruppe Rhein-Neckar, baute sie auf und übernahm zusammen mit ihm und anderen Kollegen ihre Leitung. Ich habe an dieser Tätigkeit deutlich erfahren, wie wohltuend eine solche Aufgabe auch und gerade im Laufe einer Krebserkrankung sein kann.

Zwei weitere persönliche Erkenntnisse habe ich aus dieser Arbeit mitgenommen. Das Gruppenengagement, sowohl als Ganzes als auch das einzelner Mitglieder, haben mir sehr viele positive Erkenntnisse auch über mich selbst beschert. Zudem tat mir mein eigener Gruppeninput gut – hatte ich doch damit eine wichtige Aufgabe gefunden.

Dass aus dieser Tätigkeit auch Freundschaften entstehen können, damit hatte ich am wenigsten gerechnet. Freundschaften schließt man in der Regel ohne Absicht und Zielrichtung. Umso mehr habe ich gelernt, dass Männerfreundschaften für uns Krebskranke eine heilsame Wirkung haben können. Ich selbst habe dies in den vergangenen Jahren mehrfach erfahren.

Eine solche herzliche und für beide Seiten gewinnbringende Freundschaft erwuchs auch zwischen dem Leiter der SHG-Prostatakrebs Rhein-Main und mir. Als mein Freund im November 2003 an Prostatakrebs starb, war für mich klar, dass ich die Leitung dieser Selbsthilfegruppe übernehmen musste.

Die Erfahrungen, die ich mit den Mitgliedern der neuen Gruppe machte, glichen denen, die ich schon mit der Mannheimer-SHG erlebt hatte: Auch hier erhielt ich von den Mitgliedern mindestens so viele positive Impulse zurück wie ich sie zu geben vermochte. Die Zahl der Freundschaften nahm weiter zu.

Vor etwa zwei Jahren veröffentlichte ich darüber hinaus ein Hörbuch über Wechselwirkungen zwischen Krebs und Seele. Es ist in unserem Bundesverband erschienen. Und wieder stärkten mich das unglaubliche Lob und die Anerkennung, die ich gleichermaßen von vielen SHG-Mitgliedern als auch von Psychoonkologen aus allen Teilen unseres Landes erhielt.

Ich kann es nicht oft genug wiederholen: Allen SHG-Mitgliedern und meinen Freunden bin ich zu innigstem Dank verpflichtet. Ich habe so vieles von ihnen gelernt und ebensoviel Anerkennung von ihnen erhalten.

Nach zehn Jahren SHG-Arbeit fühlte ich mich aufgrund der auf mich zukommenden Belastungen der Aufgabe nicht mehr gewachsen, und so entschloss ich mich, mein Amt als SHG-Leiter niederzulegen. Meine neue sinnstiftende Aufgabe ist es nun, dieses Buch zu schreiben. Ich bin inzwischen der festen Überzeugung, dass die Verwirklichung dieser sinnstiftenden Aufgaben meinem Befinden gedient und mein langes Überleben gesichert hat.

Die Therapien gehen weiter

Während ich mich mit Kopf und Gefühl den eben beschriebenen wichtigen Aufgaben gewidmet habe, gingen parallel auf der körperlichen Ebene die Therapien weiter: Seit Oktober 1998 habe ich monatlich eine Enantone-Spritze (zur Hormonblockade) und manchmal in Kombination mit Fugerel (Antiandrogen) erhalten. Als dann fünf Jahre später, im Oktober 2003 der PSA-Wert auf 78 geklettert war, wechselte ich zur Onkologin, Prof. E. J. in Frankfurt. Ich hatte sie genauso sorgfältig ausgesucht wie zuvor beschrieben. Bevor ich jedoch zu dieser neuen Phase der Entwicklung meines Prostatakrebses und den onkologischen Therapien komme, möchte ich erneut von meinen Erfahrungen mit seelischen Therapien berichten, die die körperliche Seite heilsam beeinflussen können.

Männlichkeit

Warum entsteht Krebs ausgerechnet in der Prostata? Wieder und wieder habe ich mir diese Frage gestellt. Es kann kein Zufall sein, dass der Krebs sich in einem männlichen Sexualorgan einnistet, und zwar in einem, das den anderen männlichen Sexualorganen räumlich sehr nahe liegt und eng mit ihnen zusammenwirkt. Die Beziehung zwischen körperlicher Männlichkeit und unserem Krebs wurde für mich im Laufe meiner Krankheit immer offensichtlicher.

Doch neben der rein physiologischen Frage galt es für mich auch danach zu forschen, ob zwischen der seelischen Komponente meiner Männlichkeit und dem Prostatakrebs ein Zusammenhang besteht. Diesen zu erkennen und zu verstehen, erschien mir ein wichtiges Ziel zu sein.

In komplexen Systemen sind beim Zustandekommen des größten anzunehmenden Unfalls immer mehrere Variable oder Subsysteme beteiligt (So stürzt ein Flugzeug in der Regel nicht wegen eines einzigen Fehlers ab, sondern aufgrund mehrerer Defekte, die entweder gleichzeitig oder aber in Folge auftreten.). Wenn man meinen Krebs quasi als größten anzunehmenden Unfall sieht, so musste ich, um ihn zu verstehen, nach möglichen Ursachen suchen. Und häufig wird in der Psychoonkolgie dabei unsere Seele als Mitverursacherin genannt.

In der klassischen Wissenschaft sind folgende Faktoren als mögliche Krebsursachen bekannt:

- Falsche Ernährung (toxische Lebensmittel, Fette etc.)

- Vergiftung (Nikotin, Gase, Alkohol)

- Bewegungsmangel

- Stress und seelische Probleme

- Erbliche Veranlagung

Wir neigen dazu, uns gegen fast alle äußeren oder physiologischen Ursachen mit entsprechenden Verhaltensänderungen und Therapiemaßnahmen zu wehren, aber nur sehr selten machen wir das bei seelischen Problemen.

Bei den drei erstgenannten Krebsursachen ist es noch relativ einfach, sein Leben entsprechend zu ändern. Doch sowohl bei Stress als auch bei seelischen Problemen ist es der überwiegenden Zahl der Männer weitestgehend unbekannt, dass sie mit entsprechenden Therapiebemühungen dem Krebs entgegentreten können. Immerhin hatte ich mit den Überlegungen über die eigene Männlichkeit das Ende eines Wollknäuels in der Hand, das mir einen Hinweis für die weitere Entwirrung zu geben schien. Und dieses lose Ende war ein guter Anfang für das Ändern meines Lebens.

Je weiter ich voranschritt, desto mehr wurde mir klar, dass ich zwar insgeheim glaubte zu wissen was Männlichkeit ist, ich aber erhebliche Probleme damit hatte, diese genau zu definieren.

Nach systematischer Suche in soziologischen Veröffentlichungen lernte ich, dass Männlichkeit – wie der Soziologe Walter Hollstein es ausdrückt – „eine hoch riskante Lebensform" ist und dass Männlichkeit krank machen kann – zumindest wenn sie im traditionellen Sinne verstanden und gelebt wird.

Geschlechterrollen und davon abgeleitet die Männlichkeit sind immer gesellschaftliche Definitionen, bestimmt durch Erfahrungen, Überlieferungen, Traditionen, sicherlich aber auch durch genetische Bedingungen. Die meisten dieser Glaubenssätze sind uns in Fleisch und Blut übergegangen und wir denken nicht einmal darüber nach. Mädchen rosa, Jungen blau – auch wenn einige von uns diese tradierten Gebräuche für veraltet halten mögen, in Großteilen unserer Gesellschaft sind sie nach wie vor eingepflanzt. Und wenn wir schon dabei sind: Ich bin 1937 geboren und ich erinnere mich noch gut an die Sätze, die sich weit über das Ende des Zweiten Weltkrieges hinaus in der Erziehung und in den allgemeinen Ansichten breitester Bevölkerungsschichten gehalten haben. Preußischmilitärische Männlichkeitsrituale ziehen sich seit Jahrhunderten durch die Mentalitätsgeschichte, ganze Generationen von Männern haben sie mit der Muttermilch eingesogen und von den Vätern eingeprügelt bekommen.

Das Wörterbuch für Soziale Arbeit definiert Männlichkeit als „Macht und Kontrolle, Stärke, Führung, Dominanz, Logik, Stringenz, Überblick, Erfolg, Ehrgeiz und Besitz" (Kreft, Miehlenz: Wörterbuch Soziale Arbeit).

Erst langsam, sehr langsam, scheinen sich diese Rollenklischees zu ändern, doch für Männer meiner Generation ist es ein großes Stück Arbeit und Anstrengung, unseren eigenen, selbst auferlegten Panzer zu knacken und die unter diesen Sätzen verschütteten Gefühle und Emotionen frei zu legen.

Die Psychoneuroimmunologen legen Wert darauf, dass unsere inneren, seelischen Zustände die Stärke unseres Immunsystems und die Belastbarkeit des Herz-Kreislaufsystems beeinflussen. Wenn dies so ist, bedarf es einer Unterscheidung in gute heilsame Zustände für unsere Seele und in schädliche.

Zu den schädlichen zähle ich Wut, Feindseligkeit, Depression, Verdrängung, Angst aber auch das Leugnen von Angst. Meistens sind sie darauf zurückzuführen, dass der Betroffene Schwierigkeiten hat, Gefühle wahrzunehmen oder auszudrücken. Die Folge sind viele zwanghafte Verhaltensweisen, die aus dieser traditionellen Männerrolle erwachsen:

Zu diesen Zwangsverhaltensweisen zähle ich unter anderem den Versuch der emotionalen Kontrolle, um Gefühle wie Schwäche, Trauer und Angst entweder zu verdrängen oder – schlimmer – in Feindseligkeit, Verachtung und Wut zu verwandeln. Verliert derjenige seine Kontrolle und lebt sie aus, können sie sich in einem äußerst aggressiven Verhalten entladen.

Darüber hinaus kann sich die Unterdrückung positiver Gefühle wie Liebe oder vertrauensvolle Nähe zu anderen Menschen, insbesondere zu Männern, in homophobischem, autoritärem und rigidem Verhalten äußern.

Als zweites sind Kontroll-, Wettbewerbs- und Leistungszwänge zu den typischen, zwanghaften Verhaltensweisen einer tradierten Männergesellschaft zu zählen: Immer noch erfahren Männer ihren Selbstwert und ihren Lebenssinn vorwiegend über Arbeit, Leistung und Erfolg.

Wer kennt nicht den Werbespot „Mein Haus, mein Auto, mein Boot", in dem sich zwei Männer mit den Bildern aus ihrer Brieftasche zu überbieten versuchen. Seit dem Beginn der Aufklärung rückte die Arbeit in den Mittelpunkt der Menschen und ist – wie Max Weber in seinem Standardwerk „Die protestantische Ethik zu Beginn des zwanzigsten Jahrhunderts" schreibt „ein von Gott vorgeschriebener Selbstzweck des Lebens überhaupt".

Menschlichkeit, Achtung gegenüber weniger Erfolgreichen, Fürsorge und Liebe zählen nicht, ebenso wenig der Umgang mit dem Scheitern.

Ein gehemmtes sexuelles Verhalten kommt für mich als ein drittes Merkmal hinzu.

Zum einen wird die Sexualität von der Zärtlichkeit und vom emotionalen Erleben getrennt und dient der reinen körperlichen Triebbefriedigung. Die Frage nach der eigenen Leistung und der eigenen Dominanz in der sexuellen Begegnung mit dem Partner steht für eine Großzahl von Männern nach wie vor im Vordergrund. Insofern ist die Befriedigung der eigenen narzisstischen Anteile in diesem zwanghaften Verhalten wichtiger als die gemeinsame Erfahrung von Sexualität auf Augenhöhe. Das Glücklichmachen des Partners spielt nur eine untergeordnete Rolle.

Hinzu kommt, dass Männer häufiger als Frauen körperliche Warnsignale unbeachtet lassen, da sie medizinische Vorsorge und psychische Hygiene als Eingeständnis von Versagen und somit als unmännlich erleben. Dass Frauen häufiger in Wartezimmern von Ärzten sitzen als Männer, ist in vielen Statistiken nachgewiesen.

Ich hoffe, dass durch das bisher Beschriebene deutlich wurde, welche bedeutende Rolle Gefühle in unserem Leben spielen und welche Schwierigkeiten wir Männer mit ihnen haben.

Viele negative Gefühle wie Ängste, Scham- und Schuldgefühle, Eifersucht oder Wut erschweren unser Leben. Meist sind wir bestrebt, sie möglichst schnell hinter uns zu lassen, frei nach dem Motto: Nur wer gute Laune hat, ist psychisch gesund. Ich halte dies für einen weit verbreiteten Irrtum. Laut der Schweizer Psychoanalytikerin Alice Holzhey ist eher Folgendes zutreffend: „Seelisch gesund ist nur der Mensch, dessen Gefühle der jeweiligen Situation angemessen sind" (vgl. dazu Psychologie heute, 5/2008).

Doch was sind eigentlich Gefühle?

Nun müssen wir zunächst klären, was denn überhaupt mit dem Begriff „Gefühl" gemeint ist. Zwei Merkmale von Gefühl sind wohl allgemein unbestritten. Das erste wird deutlich, wenn wir die Adjektive statt des Substantivs verwenden: affektiv, emotional, gefühlvoll versus affektlos, emotionslos, gefühllos. Wer emotionslos ist, dem geht nichts nahe, der lässt sich von nichts bewegen, bleibt unberührt.

Das zweite Merkmal betrifft das, was man heute die kognitive Seite der Gefühle nennt. Gefühle galten lange Zeit als rein irrational. Seit der Aufklärung werden sie als ein Störfaktor für das klare rationale Denken und Handeln angesehen. Doch spätestens mit der Einführung des Begriffes der emotionalen Intelligenz veränderte sich die Sichtweise auf die Gefühle. In den neunziger Jahren des letzten Jahrhunderts beschrieben die Psychologen John D. Mayer von der Universität New Hampshire und sein Kollege Peter Salovey von der Yale University mit diesem Terminus die Fähigkeit eines Menschen, sowohl die eigenen als auch fremde Gefühle wahrzunehmen, sie zu verstehen und sogar zu beeinflussen.

Mit diesem Schritt sind unsere Gefühle enorm aufgewertet worden: Sah man früher vor allem, dass Gefühle unsere Urteilskraft trüben, so betont man heute mehr ihren Informationsgehalt. Dabei ist jedes Gefühl auf etwas gerichtet und beinhaltet sowohl eine aktive Weise des Sehens als auch die Beurteilung von etwas.

Deshalb ist nun auch bei den Gefühlen – nicht anders als bei der Wahrnehmung oder dem Denken – die Frage entscheidend, ob ein Gefühl der jeweiligen Situation angemessen ist, und ob das was ich emotional wahrnehme, real oder irreal ist.

Ich will dies nun im Folgenden an einigen wichtigen Gefühlen verdeutlichen.

Angst/Furcht

Angst bzw. Furcht sind sowohl Relikte der Evolution als auch Mechanismen, um sich vor einer potenziellen Bedrohung zu schützen. Angst und Furcht haben verschiedene Auslöser. Diese können real oder auch irreal sein. Beide bewirken jedoch im Gehirn eine Alarmreaktion, die sich unter anderem in Herzrasen, zitternden Knien und feuchten Händen ausdrücken kann. Angst und Furcht lösen zuallererst Fantasien und Vorstellungen in unserem Kopf aus, was passieren könnte.

Eine Furcht ist dann angemessen, wenn sie eine Gefahr anzeigt, die tatsächlich droht. Wer keine Furcht kennt, wer völlig furchtlos durchs Leben geht, übersieht reale Gefahren. Es ist also nicht wünschenswert und auch kein Zeichen seelischer Gesundheit, ganz ohne Furcht zu sein. Es geht nur darum, dass die Furcht, die man spürt, eine reale Bedrohung anzeigt und dass das Maß der empfundenen Furcht in etwa der Größe der Gefahr entspricht. Diese adäquate Furcht aber gilt es nicht zu bekämpfen, sondern auszuhalten, um angemessen auf Gefahrensituationen reagieren zu können.

Trauer

Trauer ist eine emotionale Erfahrung von Verlust. Sie ist häufig mit Niedergeschlagenheit verbunden. Trauer kann kurz aber auch lang andauernd sein. Ich halte es für ein Zeichen seelischer Gesundheit, wenn man angesichts eines schweren Verlustes in tiefe Trauer versinkt. Es ist die angemessene Art und Weise, sich einen Verlust wirklich nahe gehen zu lassen.

Scham

„Schäm dich!", sagt die Mutter zum Kind. Wer sich schämt, will am liebsten im Boden versinken. Dennoch: Ein angemessenes Schamgefühl lässt uns wahrnehmen, dass wir uns öffentlich eine Blöße gegeben oder Regeln des Anstandes oder der Moral verletzt haben. In östlichen Regionen der Erde, vor allem in asiatischen Ländern, ist der Gesichtsverlust sehr eng mit dem Begriff Scham verbunden. Daraus ist abzuleiten, dass die Scham eine wichtige Orientierungsfunktion im sozialen Leben hat. Es ist keinesfalls ein Zeichen seelischer Gesundheit, wenn jemand schamlos durchs Leben geht, obwohl heute – leider – in vielen sozialen Bereichen die Schamlosigkeit hoch im Kurs steht: Wer sich schamlos inszeniert und ein virtuoser Verkäufer seiner selbst ist, hat heute mehr Erfolg als der schamfähige oder schamhafte Mensch. Wenn wir nicht vorschnell seelische Gesundheit an dem messen wollen was heute sozialen Erfolg verspricht, dann müssen wir daran festhalten, dass die Fähigkeit, sich angemessen schämen zu können, zur seelischen Gesundheit gehört.

Schuld

Das schlechte Gewissen ist ein unangenehmes Gefühl, das wir nur allzu gerne loswerden möchten. Bei der Schuld dominiert der moralische Maßstab des eigenen Gewissens. Damit beinhaltet das Schuldgefühl eine wichtige Orientierungsfunktion. Sie hilft uns, unmoralisches Handeln zu erkennen und ruft uns „zur Ordnung". Hin und wieder fordert uns das eigene Schuldgefühl auf, das was wir durch unser unmoralisches Handeln an Schuld aufgeladen haben, wieder gutzumachen. Auch bei Schuldgefühlen gibt es angemessene und unangemessene Emotionen. Besitzt man die Fähigkeit, sich angemessen schuldig fühlen zu können, bildet man ein gut ausgebildetes Sensorium für Recht und Unrecht aus. Dies gehört zur seelischen Gesundheit. Übertriebene Schuldgefühle hingegen können zu seelischen Erkrankungen wie beispielsweise Depressionen führen.

Aggressive Gefühle wie Ärger, Wut, Zorn und Empörung

Wer kennt es nicht, das innere Aufbäumen, der innere Widerstand, der uns gegen negative, ungerechte Verhältnisse auflehnen lässt. Es sind affektive Gefühle, die uns zum Widerstand motivieren, sogar bis hin zum aktiven Kampf.

Wut und Ärger gelten in der zivilisatorischen Welt als moralisch bedenklich und wecken bei vielen Menschen Schuldgefühle. Aber ist es nicht adäquat, wenn Unrecht, das uns oder anderen zugefügt wird, in uns Zorn und Empörung weckt? Heute ist es sehr populär, für die Versöhnung zu plädieren. Dabei wird gerne übersehen, dass auch Zorn und Empörung eine wichtige soziale Funktion haben. Wer sich einer Gemeinschaft zugehörig fühlt und deren Regeln für verbindlich ansieht, empört sich zu Recht, wenn jemand diese Regeln verletzt; deshalb spricht man nicht zufällig vom „gerechten" oder gar „heiligen" Zorn. Wissenschaftliche Untersuchungen haben inzwischen bewiesen, dass unterdrückte Wut Krankheiten hervorrufen kann.

Nicht nur die Fähigkeit, sondern auch die Bereitschaft zu gerechtem Zorn und zu gerechter Empörung ist ein Indiz für seelische Gesundheit.

Neid und Hass

Die Gefühle von Neid und Hass gelten in fast allen Kulturen als moralisch verwerflich. Der Neid zielt darauf ab, das beneidete Objekt aus der Welt zu schaffen. Man kann nicht nur auf Besitztümer neidisch sein. Neidobjekte können auch Schönheit oder die

Gesundheit eines anderen Menschen sein. Bewunderung und Neid liegen häufig eng beieinander.

Doch auch hier muss die Frage nach einer möglichen Angemessenheit dieser Gefühle erlaubt sein. Es ist nicht von der Hand zu weisen, dass es viele Menschen gibt, die ohne Grund sehr benachteiligt sind und immer wieder neu benachteiligt werden. Ist es dann in ihrer Situation nicht adäquat, gegenüber jenen Menschen, denen gleichsam das Glück in den Schoß fällt, Neid zu empfinden? Und gibt es nicht Menschen, die zynisch Böses tun oder es zulassen, statt dagegen einzuschreiten? Und ist der Hass derer, die Opfer einer bösen Tat oder eines Verbrechens werden, tatsächlich unangemessen?

Alle genannten negativen Gefühle können zu ungesunden Reaktionen führen, nämlich dann, wenn sie uns ganz in ihren Bann ziehen und andere Empfindungen blockiert werden.

Ebenso handelt es sich bei starker Angst vor eingebildeten Gefahren, bei starken unbegründeten Scham- und Schuldgefühlen, unangemessener Verzweiflung und permanent latent vorhandenen Ärgergefühlen um gefährliche Emotionen. Diese Gefühle können unsere Realitätswahrnehmung massiv einschränken und damit auch unsere seelische Gesundheit gefährden.

Temporäre emotionale Fehlreaktionen zählen zu psychopathologischen Faktoren, die zu jedem gesunden Seelenleben gehörten. Als pathologisch können emotionale Fehlreaktionen erst dann bewertet werden, wenn sie sich ständig wiederholen und es dem Betroffenen nicht gelingt, sich von diesen Gefühlen zu distanzieren, und zwar auch dann nicht, wenn die Erkenntnis längst eingesetzt hat, dass diese unangemessen sind.

Gesunde Glaubenssätze

Bei der Analyse der oben beschriebenen Zwänge, die mit unserer traditionellen Männerrolle fast untrennbar verbunden sind, stellt man fest, dass hinter ihnen krankmachende Einstellungen oder

Glaubenssätze verborgen sind. Es ist jedoch möglich, die negativen Aspekte ins Positive zu wenden. Vor diesem Hintergrund habe ich mir folgende Notizen zum Thema „Gesunde Glaubenssätze" gemacht:

- Ich bin davon überzeugt, dass die Therapien eine exzellente Chance mit guten Erfolgsaussichten sind, den Krebs zu besiegen. Sie werden meine Gesundheitssituation nachhaltig stärken.

- Ich besitze ein leistungsfähiges, starkes Immunsystem; mein Körper kann die Schädigungen reparieren.

- Ich tue alles, um meine Selbstheilungskräfte zu aktivieren und bin überzeugt, dass ich mit Hilfe meiner Familie, meiner Freunde und meiner Therapeuten den richtigen Weg zur Erhaltung meiner Gesundheit gehe.

- Ich weiß, dass Untersuchungsergebnisse beispielsweise beim PSA-Wert für mich günstig sein können; ich weiß darüber hinaus, dass auch Ergebnisse, die auf den ersten Blick ungünstig erscheinen, sich für weitere Therapien heilsam auswirken können.

- Es kann sein, dass ich pflegebedürftig werde oder nicht. Aber wenn doch, dann bin ich in meiner Familie gut aufgehoben.

- Ich will gesund leben mit Bewegung, Sport und in allem positiv denken. Ich schaffe es mit Gottes Hilfe; ich muss nur den Willen haben.

- Ich will mein Herz öffnen und meine Gefühle ausdrücken und meine Liebe.

- Ich bin sehr zufrieden damit, wie ich mein Leben gemeistert habe.

- Mein PSA-Wert kann steigen oder auch nicht. Ich kann durch mein Handeln und Denken meine Angst vor dem PSA-Wert vermindern.

Nach O. Carl Simonton ist es möglich, heilsame Glaubenssätze zu entwickeln, die mit den jeweiligen krankmachenden unvereinbar sind. Diesen entsprechen heilsame innere geistige Zustände wie Ruhe, Optimismus, Selbstvertrauen, Freude, Güte und vor allem Liebe. Diese neuen Überzeugungen kann man dann so lange einüben, bis sie in unbewusste Verhaltensweisen übergegangen sind. Nach meiner Erfahrung ist der beste Weg, diese heilsamen Glaubenssätze zu verinnerlichen, sie zum Gegenstand der Meditation zu machen, die man über einen längeren Zeitraum täglich trainiert.

Damit wir den oben zitierten Zwängen, die über krankmachende Glaubenssätze in hohem Maße das Denken und Handeln von uns Männern beeinflussen, entkommen können, habe ich nun heilsame männliche Glaubenssätze entwickelt (und sie später in eine Meditation aufgenommen). Sie lauten:

- Ich lerne, meine Achtsamkeit auf meine Gefühle zu lenken, sie anzunehmen und mein Leben von ihnen beeinflussen zu lassen.

- Ich lerne, wie schön und bereichernd es ist, anderen Männern nahe zu sein.

- Ich lerne menschlicher zu sein, noch tiefer von Herzen zu lieben und noch besser für die, die ich liebe, zu sorgen.

- Ich lerne, meine Sexualität mit Zärtlichkeit und liebevollen Gefühlen zu vereinigen.

- Ich lerne, dass Lassen und Loslassen wichtiger sein kann als Tun und dass Sein wichtiger als Haben ist.

- Ich lerne, auf die Signale meines Körpers zu achten, so zu leben, dass es meiner Seele gut tut und Hilfe anzunehmen.

Im Kapitel „Meditieren" werde ich aufzeigen, wie diese heilsamen Glaubenssätze in eine Meditation eingebaut werden können.

Krankheitsentwicklung und somatische Therapien (Fortsetzung)

Ab Oktober 2003 erhielt ich monatlich Enantone, die anfangs mit Flutamid (Anti-Androgen) und später mit Zometa (Zoledronsäure – wird zur Stärkung der Knochensubstanz bei Krebserkrankungen eingesetzt, wenn der Krebs zusätzlich das Skelettsystem befallen hat) kombiniert wurden. Der PSA-Wert sank aufgrund dieser Therapie von 77,7 bis zum August 2004 auf 3,9. Dieser Erfolg bestätigte mir, dass ich bei meiner Onkologin in guten Händen war.

Als der PSA-Wert dann bis Oktober 2004 erneut auf 45,8 stieg, wurde die Gabe von Zometa aufrecht erhalten, zusätzlich – im drei Wochen-Abstand – erhielt ich eine Impfung mit Testosteron 0,6. Das insgesamt neunmal. Durch diese Therapie wurde eine Reduktion des PSA-Wertes erreicht, der sich dann aber nach wenigen Monaten (Juni 2005) bei ca. 13 stabilisierte.

Vom 20. bis 28.09.2005 wurde ich eine Woche lang stationär wegen einer Kiefernekrose in der Universitätsklinik für Zahn-, Mund- und Kieferkrankheiten (Mund-Kiefer- und Gesichtschirurgie) in Mainz behandelt. Eine Kiefernekrose kann als Folge einer Therapie mit Bisphosphonaten (z. B. Zometa) entstehen, die vor allem zur Behandlung von Knochenmetastasen eingesetzt werden. OP, Therapie und Folgen waren voll zufriedenstellend.

Im März 2006 war der PSA-Wert erneut wieder angestiegen und ich erhielt eine Kombinationstherapie von Enantone und Casodex (Bicalutamid; Anti-Androgen). Das Ergebnis war unbefriedigend, denn am 31.07.2007 war der PSA-Wert bis auf 247 gestiegen. Unter der Chemotherapie mit 5 FU stieg der PSA-Wert auf 426, so dass ab September 2007 eine neue Chemotherapie mit Taxol angesetzt wurde. Nach 13 Gaben konnte im Dezember des gleichen Jahres immerhin ein Wert von 85 erreicht werden. Am 30.07.2008 war der PSA-Wert dann jedoch wieder auf 841 gestiegen, was im Weiteren zu zwölf Gaben von Taxotere (Docetaxel) führte, so dass bis Dezember 2008 der PSA-Wert auf 130 abgesenkt werden konnte. Die einzige nennenswerte Nebenwirkung all dieser Chemogaben war und sind nach wie vor Polyneuropathien in den Zehen, die mir auch heute noch das Gehen erschweren.

Im November 2007 erlitt ich eine beidseitige Lungenembolie. Als Ursachen wurden mir sowohl die Chemotherapie als auch allgemein maligne Tumore genannt. Ich wurde etwa zehn Tage lang stationär im Krankenhaus Nordwest in Frankfurt behandelt. Therapie und Nachsorge verliefen sehr gut; ich trage seitdem jedoch Thrombosestrümpfe und spritze mir täglich Innohep (Blutgerinnungshemmer).

Meditieren

In jeder Kultur, in jeder Religion gibt es spirituelle Praktiken, bei denen man über Konzentrations- oder Achtsamkeitsübungen seinen Geist beruhigen und sammeln kann.

Während sich die Konzentrationsübungen auf einen Punkt verengen, sind Achtsamkeitsübungen so angelegt, dass man sich voll und ganz dem zuwendet, was man gerade macht bzw. was gerade passiert. Dabei werden weder die Gedanken, die man dabei hat, noch die Geschehnisse um einen herum bewertet, sondern man bemüht sich, sich von dem Thema, das einen beschäftigt zu lösen. Mit Achtsamkeitsübungen ist es möglich, Gefühle wie Ängste, Wut und Aggressionen zumindest zu mildern, ohne gegen sie kämpfen zu müssen.

In der Meditation ist es möglich, einen Bewusstseinszustand zu erreichen, den man Gewahrsein nennt. Es gibt verschiedene Definitionen. In der klassischen Definition versteht man darunter, dass man einen Gegenstand oder einen Vorgang wahrnimmt – das Gegenteil wäre eine falsche Wahrnehmung. Im reinen Gewahrsein versteht der Betrachtende die Dinge wie sie sind, ohne in sie etwas hineinzuinterpretieren und die Grenzziehung zwischen Subjekt und Objekt einzureißen. Gewahrsein besteht also aus einer reinen Beobachtung mit dem bewussten Verzicht darauf, etwas in die Dinge hineinzuprojizieren, was nicht in ihnen enthalten ist. Man verzichtet dabei auf alle aktiven Handlungen.

Für uns krebskranke Menschen sind Meditationen eine erstaunliche Lebenshilfe.

Da ich mich intensiv mit meiner Krankheit beschäftigt habe, stieß ich, durch Neugier und meinen Lerneifer getrieben, auf ein Buch mit dem Titel „Gesund durch Meditation – Das große Buch der Selbstheilung" von Jon Kabat-Zinn. Es beeindruckte mich von Beginn an.

Das Acht-Wochen-Programm des international renommierten Ver-
haltenstherapeuten Jon Kabat-Zinn hilft durch die Stärkung der
Selbstheilungskräfte mit körperlichen Schmerzen, Angst und psychischen Problemen besser zurecht zu kommen, das Immunsystem
zu stabilisieren sowie Lebensfreude und Wohlbefinden wiederzufin-
den.

Mit Hilfe von Meditationsübungen, Yoga- und Atemübungen lernt
man loszulassen und zu entspannen sowie darüber hinaus achtsam
gegenüber seiner Innen- und der Außenwelt zu sein. Ziel der Übungen ist es, die Außen- wie auch die Innenwelt aufmerksamer und
bewusster wahrzunehmen. Damit kann der Alltagsstress angemessen abgebaut und das Abwehrsystem gestärkt werden. Die in uns
verborgenen seelischen Ressourcen können so optimal aktiviert
und eingesetzt werden.

Ich kann nur genauso herzlich wie dringend die Lektüre dieses
Buches empfehlen (–> *Buchempfehlungen*).

Alternativ kann man natürlich stattdessen an einem Kurs „Meditieren lernen" teilnehmen oder sich einen entsprechenden Audio-Kurs
auf CD kaufen und danach lernen. Schließlich besteht auch die
Möglichkeit, sich einen der folgenden Meditationstexte auf einen
Tonträger zu sprechen, wobei auf ruhiges Sprechen und angemessene Sprechpausen zu achten ist. Diese Meditation sollte man dann
über einen längeren Zeitraum täglich einüben, bis man sie aus-
wendig kann, um sie sich ohne Hilfe still vorzusprechen.

Ich habe nach dem oben genannten Buch von Kabat-Zinn und
fleißiges Üben so gut meditieren gelernt, dass ich nach einigen
Monaten in der Lage war, mit interessierten Mitgliedern von Selbsthilfegruppen Meditationskurse durchzuführen. Bei jedem Treffen
haben wir in der Gruppe das jeweilige Meditationsthema bzw. den
Meditationsgegenstand abgestimmt, um den Wünschen der Teilnehmer so weit wie möglich zu entsprechen.

Im Folgenden gebe ich einige Meditationstexte wieder, deren wesentliche Kernaussagen ich selbst oder in Kooperation mit meinen Kursteilnehmern erarbeitet habe.

Natürlich erhielt nach meinem Referat über unsere Männlichkeit die folgende Meditation ungeteilten Zuspruch.

In der vorliegenden Wiedergabe wurden die Kernsätze kursiv gedruckt, um dem Leser den direkten Zugang zu erleichtern.

Meditation über heilsame männliche Glaubenssätze

Du hast Dich nun bequem niedergelassen.
Du liegst oder sitzt.

Und wenn du so weit bist, kannst Du Deine Augen schließen.
Du atmest jetzt tief ein und aus,
ein und aus – einige Male ganz langsam und ruhig ein und aus.

Während Du ausatmest,
sprichst Du in Gedanken zu Dir selbst:
„Loslassen. Alles ganz locker loslassen."

Du kannst jetzt, nachdem Du ruhig geworden bist,
auf Deine Atmung achten
und beim Ausatmen die Worte im Kopf wiederholen:
„Alles loslassen".

Vielleicht spürst Du jetzt schon,
wie sich Teile Deines Körpers leicht zu entspannen beginnen,
während andere Teile Deines Körpers noch etwas mehr Zeit
benötigen.

Atme weiterhin tief, langsam und ruhig,
richte Deine Aufmerksamkeit auf mögliche Verspannungen
in Deinem Kopf

und auf Deiner Stirn
und während Du ausatmest,
lass Deinen Kopf und Deine Stirn sich entspannen.

Und während Du atmest:
ein und aus,
sprich in Gedanken zu Dir selbst:
„Alles loslassen"
und richte Deine Aufmerksamkeit auf Dein Gesicht
und lass auch dort mögliche Spannungen sich lösen.

Lass Deinen Nacken und Deine Schultern sich entspannen
Deine Arme und Hände
und Deinen Rücken sich lösen,
ganz entspannt,
und Du kannst die Entspannung hineinnehmen und fühlen
in Deine Brust
und in Deinen Bauch
und in Dein Becken.

Und dies erlaubt es Deinem Herzen,
Deiner Lunge und Deinem Magen –
und allen Deinen inneren Organen –
sich ebenfalls zu entspannen
und noch tiefer und weiter sich zu lösen,
während Du atmest, tief, langsam und ruhig.

Und während Du Dich dabei ausruhst
und ganz gelöst von oben nach unten weitergehst
und Deine Hüften sich lockern
und Deine Beine, die Oberschenkel und die Waden
und Deine Füße.

Und nun,
wenn dein Körper in einem Zustand der angenehmen Ruhe ist,
kannst Du Dir vorstellen, dass Du an einem Ort bist,
an dem Du Dich sicher, ruhig und beschützt fühlst.

Der Ort kann wirklich sein oder Deiner Illusion entspringen,
es kann ein Ort sein, wo Du schon einmal warst
und Dich wohl gefühlt hast,
oder einer, den Du noch nie gesehen hast.

Und während Du weiter langsam tief und ruhig atmest,
lass Dir die Zeit, die Du brauchst,
um Dir diesen Ort vorzustellen.

*Und während Du dich nun an diesem Ort der Sicherheit
entspannen kannst,
auf Deine eigene Art, in Deinem eigenen Rhythmus,
stell Dich darauf ein,
dass Du über Deine Heilung meditieren
und Deine Selbstheilungskräfte aktivieren wirst.*

*Höre nun ganz entspannt und aufmerksam
auf die folgenden heilsamen Glaubenssätze.*

Du wirst sie zweimal hören.

*Mach sie Dir zu eigen
indem du sie ein drittes Mal innerlich nachsprichst.*

- *Ich lerne, meine Achtsamkeit auf meine Gefühle zu lenken, sie anzunehmen und mein Leben von ihnen verändern zu lassen.*

- *Ich lerne, wie schön und bereichernd es ist, anderen Männern nahe zu sein.*

- *Ich lerne noch menschlicher zu sein, noch tiefer von Herzen zu lieben und noch besser für die, die ich liebe, zu sorgen.*

- *Ich lerne, meine Sexualität mit Zärtlichkeit und liebevollen Gefühlen zu vereinigen.*

- *Ich lerne, dass Lassen und Loslassen wichtiger ist als Tun und dass Sein wichtiger als Haben ist.*

- *Ich lerne, auf die Zeichen meines Körpers zu achten, so zu leben, dass es meiner Seele gut tut und Unterstützung anzunehmen.*

Nun lass Dir Zeit,
um über Deine männlichen Glaubenssätze weiter nachzudenken
indem Du Dich öffnest und sie verinnerlichst.

Bedanke Dich nun bei Gott, dem Universum
oder bei Deiner Seele,
dass Dir diese heilsamen Glaubenssätze übergeben
und geschenkt werden.

Nun achte wiederum auf Deine Atmung.
Lass sie strömen: ein und aus.
Spüre den Raum, der Dich umgibt
und höre die Töne, die es zu hören gibt.

Während Du in Deinem eigenen Tempo
zu Deinem wachen Bewusstseinszustand zurückkehrst,
öffnest Du die Augen
und siehst das Licht, das Dich umgibt.

Bringe nun Ruhe und Frieden in Deinen Alltag ein.

* * *

Bei einem anderen Treffen führten uns der fachliche Input und
unsere anschließende Diskussion zur Meditation über die innere
Weisheit.

Meditation über die innere Weisheit

Du hast Dich nun bequem niedergelassen.
Du liegst oder sitzt.
Und wenn du so weit bist, kannst Du Deine Augen schließen.
Du atmest jetzt tief ein und aus,
ein und aus – ein paar Mal – ganz langsam und ruhig
ein und aus.

Während Du ausatmest,
sprichst Du in Gedanken zu Dir selbst:
„Loslassen. Alles ganz locker loslassen."

Du kannst jetzt, nachdem Du ruhig geworden bist,
auf Deine Atmung achten
und beim Ausatmen die Worte wiederholen: „Alles loslassen".

Vielleicht spürst Du jetzt schon,
wie sich Teile Deines Körpers leicht zu entspannen beginnen,
während andere Teile Deines Körpers noch etwas mehr Zeit dazu
benötigen.

Atme weiterhin tief, langsam und ruhig,
richte Dein Augenmerk auf mögliche Verspannungen
in Deinem Kopf
und auf Deiner Stirn
und während Du ausatmest,
lass Deinen Kopf und Deine Stirn sich entspannen.

Und während Du atmest:
ein und aus,
sprich in Gedanken zu Dir selbst:
„Alles loslassen"
und richte Deine Aufmerksamkeit auf Dein Gesicht
und lass auch dort mögliche Spannungen sich lösen.

Lass Deinen Nacken und Deine Schultern sich entspannen,
Deine Arme und Hände
und Deinen Rücken sich lösen,
ganz entspannt,
und Du kannst die Entspannung hineinnehmen und fühlen
in Deine Brust
und in Deinen Bauch
und in Dein Becken.

Und dies erlaubt es Deinem Herzen,
Deiner Lunge und Deinem Magen

und allen Deinen inneren Organen
sich ebenfalls zu entspannen
und noch tiefer und weiter sich zu lösen,
während Du atmest – tief, langsam und ruhig.

Und während Du Dich dabei ausruhst
und ganz gelöst von oben nach unten weitergehst
und Deine Hüften sich lockern
und Deine Beine, die Oberschenkel und die Waden
und Deine Füße.

Und nun,
wo Dein Körper in einem Zustand der angenehmen Ruhe ist,
kannst Du Dir vorstellen,
dass Du an einem Ort bist,
an dem Du Dich sicher, ruhig und beschützt fühlst.

Der Ort kann real sein oder Deinen Wünschen entspringen,
es kann ein Ort sein, wo Du schon einmal warst
und Dich wohl gefühlt hast,
oder einer, den Du noch nie gesehen hast.

Und während Du weiter langsam, tief und ruhig atmest,
lass Dir die Zeit, die Du brauchst,
um Dir diesen Ort vorzustellen.

Und während Du dich nun an diesem Ort der Geborgenheit
entspannen kannst,
auf Deine eigene Weise, in Deinem eigenen Rhythmus,
stell Dich darauf ein,
Deine innere Weisheit anzurufen
und sie um Unterstützung und Führung zu bitten.

Und während Du dies tust, stell Dir vor,
dass Deine innere Weisheit auf Dich hört und Dir antwortet.

Lass zu,
dass Deine innere Weisheit irgendeine beliebige Gestalt
annehmen kann,
sie kann ein verstorbener Freund sein
oder eine geistliche oder religiöse Figur,
sie kann ein alter Mensch sein oder ein junger
oder vielleicht ein Tier,
eine ungreifbare Figur oder ein Licht.

Ebenso kann Deine innere Weisheit die Form eines Gedankens
annehmen,
sie kann als eine leise, ruhige Stimme wahrzunehmen sein
oder das Gefühl vermitteln, etwas oder jemand sei anwesend.

Nimm Dir Zeit und lass Deine innere Weisheit zu Dir kommen,
damit Du sie sehen oder hören oder fühlen,
mit ihr sprechen und Kontakt aufnehmen kannst.

Erlaube Dir dabei,
Deine innere Weisheit auf Deine ganz eigene Art wahrzunehmen,
in dem Wissen, dass sie Dir eine Botschaft der Liebe aus dem Uni-
versum bringt.

Und wenn Dir die erste Gestalt, die sich zeigt, nicht genehm ist,
dann geh weiter zu einer anderen.

Du wirst es von selbst merken,
wenn Du den Kontakt zum Boten hergestellt hast;
Du wirst ein Gefühl der Richtigkeit erleben.

Und wenn Du so weit bist,
stell die Fragen, die Du auf dem Herzen hast.

Vielleicht die Frage,
was Du brauchst, um gesund zu werden,
oder was Du tun könntest,
um Dich am besten um Dich selbst zu kümmern,
oder was Du zuerst verändern könntest.

Ganz gleich, was Du wissen möchtest,
jede Frage ist richtig.

Sobald Du eine Antwort erhalten hast,
prüfe bei dir selbst, ob sie sich gut anfühlt.

Wenn nicht, mach weiter damit, Deine Frage zu stellen
und tu dies mit dem Wissen,
dass die wahren Antworten mit einer bestimmten Empfindung ein-
hergehen,
mit dem Gefühl: „Ja, genau! Ich weiß, dass es stimmt!"

Die wahren Antworten kommen nicht immer sofort,
aber sie kommen,
und sie bringen ein Gefühl der Einsicht mit sich.

Und wenn Du eine gute Antwort bekommen hast,
dann magst Du dich verpflichten wollen zu handeln.

Entscheide in diesem Falle,
welchen Schritt Du unternehmen willst,
um Dein Handeln einzuleiten.

Wann möchtest Du diesen ersten Schritt tun?
An welchem Tag genau?

Wenn noch keine Antworten kommen
oder die Antworten sich noch nicht richtig und wahr anfühlen,
dann stelle Dir vorläufig eine eigene Lösung vor.

Du kannst Dich zu einer Tat entschließen,
die Deiner Antwort entspräche
und Du könntest Dich zu diesem Tun verpflichten.

Denk an den ersten Schritt und wann er stattfinden kann.

Und Du kannst Dir vornehmen,
den Entschlüssen Handlungen folgen zu lassen,
sobald Du dies vernünftigerweise tun kannst –
in dem Wissen,

dass Dein Tun mehr Freude in Dein Leben und in das Leben der Menschen um Dich herum bringen wird.

Nimm Dir vor, nur die Dinge zu tun,
die für Dich sinnvoll sind
und überlege jetzt,
wie Du Dein Tun einleiten kannst
und wann Du den ersten Schritt gehen willst.

Und denke daran:
Es kommt vor, dass Du auf Deine Fragen
vorläufig noch keine Antworten erhältst.
Vergiss nicht:
Das ist nicht weiter schlimm,
und wenn dies geschieht,
kannst Du Dir deine eigene Antwort vorstellen
und danach handeln.

Und während Du nach Deiner eigenen Antwort handelst,
kannst Du Dir ruhig eingestehen,
dass Du noch nicht die Antwort bekommen hast,
die Du wolltest,
und Du kannst offen bleiben für die wahre Antwort
Deiner inneren Weisheit,
in dem Vertrauen,
dass sie zur rechten Zeit kommen wird.

Und lass Dir die Zeit, die Du brauchst,
um die Kraft und die Ruhe aufzubringen,
um Dich mit Deiner inneren Weisheit auseinanderzusetzen.

Nun achte wiederum auf Deine Atmung
Lass sie fluten, ein und aus.

Spüre den Raum, der Dich umgibt
und höre die Geräusche, die es zu hören gibt.
Während du in Deinem eigenen Tempo
zu Deinem wachen Bewusstseinszustand zurückkehrst,

öffnest Du die Augen
und siehst das Licht, das Dich umgibt.
Bring nun Ruhe und Frieden in Deinen Alltag ein.

* * *

Bei einem anderen Treffen stellte sich heraus, dass mehrere von uns Schwierigkeiten hatten, eine Forderung, die an sie herangetragen wird, abzulehnen bzw. zu einem Wunsch, den sie als unangemessen empfinden, nein zu sagen. Dieses Bewusstsein führte uns dann zu der folgenden Meditation:

Meditation Abel Steh auf

Du hast Dich nun bequem niedergelassen.
Du liegst oder sitzt.
Und wenn du so weit bist, kannst Du Deine Augen schließen.

Du atmest jetzt langsam ein und aus,
ein und aus – einige Male – ganz tief und ruhig ein und aus.

Während Du ausatmest,
sprichst Du in Gedanken zu Dir selbst:
„Loslassen. Alles ganz locker loslassen."

Du kannst jetzt, nachdem Du ruhig geworden bist,
auf Deine Atmung achten
und beim Ausatmen die Worte wiederholen: „Alles loslassen".

Vielleicht spürst Du jetzt schon,
wie sich Teile Deines Körpers leicht zu entspannen beginnen,
während andere Teile Deines Körpers noch etwas mehr Zeit dazu
benötigen.

Atme weiterhin tief, langsam und ruhig,
richte Deine Konzentration auf mögliche Verspannungen
in Deinem Kopf

und auf Deiner Stirn,
und während Du ausatmest,
lass Deinen Kopf und Deine Stirn sich entspannen.

Und während Du atmest:
ein und aus,
sprich in Gedanken zu Dir selbst:
„Alles loslassen"
und richte Deine Aufmerksamkeit auf Dein Gesicht
und lass auch dort mögliche Spannungen sich lösen.

Lass Deinen Nacken
und Deine Schultern sich entspannen,
Deine Arme und Hände
und Deinen Rücken sich lösen,
ganz entspannt,
und Du kannst die Entspannung hineinnehmen und fühlen
in Deine Brust
und in Deinen Bauch
und in Dein Becken.

Und dies erlaubt es Deinem Herzen,
Deiner Lunge und Deinem Magen –
und allen Deinen inneren Organen –
sich ebenfalls zu entspannen
und noch tiefer und noch weiter sich zu lösen,
während Du atmest, tief, langsam und ruhig.

Und während Du Dich dabei ausruhst
und ganz gelöst von oben nach unten weitergehst
und Deine Hüften sich lockern lässt
und Deine Beine, die Oberschenkel und die Waden
und Deine Füße.

Und nun,
wo Dein Körper in einem Zustand der völligen Entspannung ist,
kannst Du Dir vorstellen,

dass Du an einem Ort bist,
an dem Du Dich sicher, ruhig und beschützt fühlst.

Der Ort kann real sein oder Deiner Fantasie entspringen,
es kann ein Ort sein, wo Du schon einmal warst
und Dich wohl gefühlt hast,
oder einer, den Du noch nie gesehen hast.

Und während Du weiter langsam, tief und ruhig atmest,
lass Dir die Zeit, die Du brauchst,
um Dir diesen Ort vorzustellen.

*Und während Du Dich nun an diesem Ort der Geborgenheit
entspannen kannst,
auf Deine eigene Weise, in Deinem eigenen Rhythmus,
erinnere Dich daran,
dass Du schon seit langem einer Person „Nein" sagen wolltest.*

*Diese Person verlangt etwas von Dir,
wovon Du tief in Deinem Innern überzeugt bist,
dass es viel besser für Dich wäre,
es nicht zu tun
und „Nein" zu diesem Vorhaben zu sagen.*

*Diese Person kann Dein Vater sein oder Deine Mutter,
Dein Lebenspartner,
ein Angehöriger oder Freund
oder auch sonst jemand, mit dem Du in Verbindung stehst.*

*Du hast Dir schon oft gewünscht,
bei diesem oder einem ähnlichen Vorhaben,
endlich einmal „Nein" zu sagen.*

*Stell Dir nun vor,
dass diese Person Dir nun wieder mit ihrem Ansinnen kommt
und höre Dir genau an,
was sie sagt.*

Nun ist der Moment gekommen,
in dem Du endlich das tust,
was Du schon seit langem tun wolltest:
Du sagst „Nein".

Du lehnst Dich gegen die Erwartung dieser Person auf.

Und Du sagst es dieser Person offen und ehrlich.

Wenn Du möchtest,
kannst Du Deine Entscheidung auch begründen,
aber das musst Du nicht.

Nur wenn Du willst,
gibst Du eine Erklärung.

Nur Dein Entschluss ist wichtig,
auch falls Du Angst haben solltest,
ihn der Person mitzuteilen,
sagst Du ihr,
dass Du nicht mehr bereit bist das zu tun,
was sie von Dir verlangt.

Du weißt,
dass es für Dich gut sein wird,
dass Du Dich nun gegen etwas wehrst,
was Dir schon lange nicht bekommt.

Mit der Reaktion,
die die Person jetzt zeigt,
kannst Du leben.

Es macht Dir nichts aus.
Das einzig Wichtige ist,
dass Du dich jetzt erhoben hast.

Die Person zieht sich jetzt zurück.
Vielleicht ist sie böse,
oder sie schimpft,

vielleicht versteht sie aber auch,
dass Du recht hast;
aber sie wird es nicht zugeben.

Aber das ist nicht so wichtig.

Wichtig und richtig ist die Tatsache,
dass Du „Nein" gesagt hast
und weiterhin aufstehen wirst.

Nun, wo die Person Dich verlassen hat,
denkst Du noch einmal über alles nach
und bestätigst Dir Deine Entscheidung noch einmal.

Versprich Dir selbst,
dass Du Deinem Entschluss auch folgen wirst,
sobald Du wieder mit diesem Vorhaben konfrontiert wirst.

Das wird zu Deinem Besten sein.

Nun achte wiederum auf Deine Atmung
wie sie strömt
ein und aus.

Spüre den Raum, der Dich umgibt
und höre die Geräusche, die es zu hören gibt.

Während Du in Deinem eigenen Tempo
zu Deinem wachen Bewusstseinszustand zurückkehrst,
öffnest Du die Augen
und siehst das Licht, das Dich umgibt.

Und denk an Dein Versprechen,
das Du dir selbst gegeben hast,
Du wirst es einlösen,
sobald sich die Möglichkeit bietet.

* * *

Diese Meditationsübungen finden vorzugsweise im Sitzen statt. Darüber hinaus gibt es auch spezielle Sitzmeditationen, die ich im Folgenden vorstellen möchte.

Sitzmeditation

Wir erlauben uns, dies eine Zeit sein zu lassen,
in der wir unseren normalen Zustand
des mehr oder weniger ständigen Handelns
und der Geschäftigkeit verlassen
und uns in einen Zustand des Nichtstuns,
des einfachen Daseins versetzen.

Für diese Zeit gibt es nichts, was wir leisten
oder erreichen müssten.

Wir beginnen damit, uns in eine gerade Position zu setzen,
entweder auf einen Stuhl oder auch auf ein Kissen
oder ein Bänkchen auf dem Boden.

Wir versuchen gleichzeitig so aufrecht und so bequem
wie möglich zu sitzen.

Die Augen sanft schließen
und auch hinter den Augenlidern den Blick weich werden lassen.

Der Unterkiefer ist gelöst.

Wir nehmen die Empfindungen in den Schultern wahr
und erlauben den Schultern nach hinten unten zu sinken.

Alle unnötigen Verspannungen lassen wir aus den Schultern
fließen.

Wir spüren dann die Kontaktpunkte mit dem Boden,
oder mit dem Kissen, Bänkchen oder dem Stuhl.

Wir spüren die Verbindung der Hände,
entweder miteinander oder mit den Oberschenkeln oder den
Knien.

Wir erlauben unserem Körper mehr und mehr,
in dieser Haltung zur Ruhe zu kommen.

Allmählich nun
lassen wir die Bewegung des Atems ins Bewusstsein treten.

Das Ein- und Ausströmen der Atmung,
die ganz von alleine geschieht,
an der wir nichts verändern müssen,
die wir einfach nur hinnehmen,
so wie sie ist.

Wenn wir möchten,
dann lenken wir unsere Aufmerksamkeit jetzt auf den Bauch
und spüren das Heben der Bauchdecke beim Einatmen
und das Senken der Bauchdecke beim Ausatmen.

Wir können unsere Konzentration
auch auf die Atemempfindungen in den Nasenöffnungen
oder im Brustraum richten.

Wo immer der Atem für uns am deutlichsten zu spüren ist,
am lebendigsten ist.

Wichtig ist allein,
dass wir in direktem Kontakt mit dem Gefühl selbst sind.

Nicht über die Atmung nachdenken
oder versuchen, sie zu analysieren.

Nur den Atem spüren,
wie er in den Körper ein-
und aus ihm wieder herausströmt.

Wir lassen unsere Aufmerksamkeit so entspannt
und offen wie möglich
und gleichzeitig so wach und lebendig wie möglich sein.

Wie alle anderen Menschen
werden wir sicherlich entdecken,
dass sich unsere Aufmerksamkeit immer wieder in Gedanken,
Tagträumen, Gefühlen und Bildern verliert.

Wenn wir bemerken, dass wir gedanklich nicht mehr
bei unserem Atem sind,
so lenken wir unsere Aufmerksamkeit einfach, sanft und
freundlich dorthin zurück,
ohne daraus ein Problem zu machen.

Wir kommen immer wieder zur Atmung zurück,
so als würden wir auf den Wellen unserer Atmung dahingleiten.

Ganz aufmerksam während der gesamten Länge des Einatmens
und während der gesamten Länge des Ausatmens
und während der Pause dazwischen
von Augenblick zu Augenblick.

Immer wenn wir bemerken,
dass unsere Konzentration sich in Gedanken verliert,
bringen wir sie ganz sanft und freundlich zur Atmung zurück.

Während wir die Empfindungen des Atems wahrnehmen
kann es sein,
dass von Zeit zu Zeit Körperempfindungen in den Bereich der
Aufmerksamkeit treten;
körperliches Unbehagen oder innere Unruhe,
die zwischenzeitlich auch sehr intensiv sein können.

Probieren wir ob es möglich ist,
während wir die Achtsamkeit des Atems beibehalten,
das Bewusstsein auszuweiten
und den Köper als Ganzes einzubeziehen.

Fühlen wir die Atmung im gesamten Körper,
vom Kopf bis zu den Zehen,
während wir alle Körperempfindungen,
ob angenehm oder unangenehm,
ins Gewahrsein treten lassen.

Betrachten wir alle Gefühle,
ob angenehm oder unangenehm,
mit Gleichmut.

Versuchen wir nicht, darauf zu reagieren
und bewerten nichts.

Wir lassen alles so geschehen,
wie es gerade ist.

Aufmerksam sein für die Erfahrung des gegenwärtigen
Augenblicks;
nichts erwarten, nichts erreichen wollen.

Ganz einfach nur da sein,
wach in jedem Moment.

Natürlich kann es Zeiten geben,
in denen Empfindungen in bestimmten Körperregionen
uns überwältigen
oder sehr unangenehm werden
und in denen es schwer wird,
aufmerksam zu bleiben.

Das passiert uns allen immer wieder,
und wenn dies geschieht,
haben wir zwei Möglichkeiten:
entweder bewegen wir uns ein wenig
und bringen unseren Körper so achtsam wie möglich
in eine angenehmere Position,
um die Stärke der Empfindungen so ein wenig einzudämmen.

Wenn wir uns hierfür entscheiden,
versuchen wir uns auch des Impulses, sich zu bewegen,
bewusst zu sein,
bevor wir uns dann tatsächlich bewegen.

Eine andere Möglichkeit,
mit solch intensiven Gefühlen umzugehen,ist,
das Gefühl einfach auf den betreffenden Bereich zu lenken.

Gestatten wir uns dabei,
auch starke unangenehme Empfindungen
ins Bewusstsein treten zu lassen,
ohne uns dagegen zu wehren.

Wir können auch in die Empfindung einatmen
und aus ihr wieder ausatmen.

*Gestatten wir uns ganz einfach mit der Erfahrung
des Augenblicks zu sein
und uns auch für unangenehme und vielleicht schmerzhafte
Körperempfindungen zu öffnen,
statt gegen sie zu kämpfen oder uns dagegen anzuspannen.*

*Vielleicht ist es sogar möglich,
dass wir gleichzeitig mit der Intensität der starken
Körperempfindung
Ruhe und Akzeptanz erfahren.*

*Lasst uns einfach unserer Reaktion bewusst werden:
Vielleicht gibt es Ablehnung oder Widerstand;
lassen wir unsere Reaktionen einfach da sein.*

*Nehmen wir wahr,
was geschieht,
wenn wir nichts tun
um die Situation zu verändern.*

*Bleiben die Gefühle gleich,
oder verändern sie sich?*

Wenn die Stärke der Köperempfindung nachlässt,
lenken wir unsere Aufmerksamkeit wieder auf unseren Körper als
Ganzes
und auf den Atem,
wie er in den Körper herein-
und wieder aus ihm herausströmt.

Sollten jedoch die Empfindungen so stark werden,
dass wir nicht mehr offen und positiv mit ihnen umgehen
können,
ist es besser, wir bewegen uns ein wenig,
als zu versuchen,
mit zusammengebissenen Zähnen dabei zu bleiben.

Wichtig ist vor allem die offene und annehmende innere Haltung
unserer Erfahrung gegenüber.

Halten wir die Aufmerksamkeit sanft und entspannt.

Verharren wir wieder und wieder im gegenwärtigen Augenblick,
indem wir unser Bewusstsein auf die Empfindung des Atems
oder auf die Empfindungen des Körpers richten.

Wenn wir mögen,
dann können wir jetzt unsere Wahrnehmung noch weiter
ausdehnen und besonders auf Geräusche achten.

Richten wir jetzt die Aufmerksamkeit auf das Hören
und werden uns bewusst,
welche Laute wir wahrnehmen.

Vielleicht Töne aus der Umgebung
oder aus dem Inneren des Körpers.

Wir brauchen sie nicht zu benennen,
ganz einfach nur hören,
ohne zu bewerten,
ob wir das, was wir hören,
mögen oder nicht.

Wir brauchen auch nichts zu tun,
um zu hören.

Wir sind wie eine Antenne,
wir nehmen einfach wahr,
was für Geräusche ankommen,
ohne auf diese zu reagieren.

Achtsam sein für Laute
und auch für die Stille zwischen den Geräuschen.

Wenn immer uns auffällt,
dass wir abgelenkt sind,
bringen wir unsere Aufmerksamkeit langsam wieder zurück,
entweder zur Atmung oder zum Hören,
zurück ins Hier und Jetzt,
zu dem was ist.

Wir können das Gewahrsein auch noch weiter werden lassen
und uns auch des Denkens bewusst werden,
der Gedanken, die durch den Geist ziehen, so dass wir sie nicht als
Ablenkung oder Unterbrechung der Meditation empfinden,
sondern den Denkvorgang selbst wahrnehmen.

Lassen wir die Atmung, die Empfindungen, das Hören
einfach in den Hintergrund treten
und erlauben dem Denkvorgang selbst,
in den Vordergrund zu gelangen.

Statt einzelner Gedanken nachzugehen,
oder sich in ihnen zu verlieren,
beobachten wir das Aufkommen und Verschwinden
der Gedanken und Bilder,
während wir in der Stille verweilen.

Wenn wir bemerken,
dass wir uns in den Gedanken verlieren,
kommen wir sanft ins Hier und Jetzt zurück

und nehmen wieder den Körper oder die Atmung
als Hauptpunkt für unsere Aufmerksamkeit.

Und nun, für die noch verbleibende Zeit der Sitzmeditation
lassen wir alle Objekte der Achtsamkeit los:
die Atmung, die Körperempfindungen,
das Hören, die Gedanken und Bilder
und anstatt die Aufmerksamkeit auf ein bestimmtes Objekt zu
richten, erlauben wir uns einfach hier zu sitzen
und ganz anwesend zu sein,
mit weitem, offenen Bewusstsein für jeden Moment
für was immer jetzt erscheinen mag,
vielleicht Gedanken, Geräusche,
vielleicht Körperempfindungen oder die Atmung,
was immer im Vordergrund der Erfahrung da ist;
sitzend in der Stille,
nichts suchend,
einfach nur da sitzend mit allem
was zur Verfügung steht und wieder vergeht.

Und vielleicht wird es auch möglich,
so hier sitzend,
den Grund der Natur und des Geistes selbst zu erfahren,
den Raum, die Ruhe,
aus der alle Wahrnehmung erscheint
und in die sie wieder zurückgeht.
Erfahren wir die Gesamtheit unseres Seins,
in jedem Augenblick.

* * *

Die Teilnehmer wurden im Verlauf des Kurses immer offener. Wir
konnten uns daher auch über Ängste austauschen, was bei uns
Männern gewöhnlicherweise nicht üblich ist. Insbesondere die
Angst vor dem Sterben wurde häufig thematisiert und führte uns
schließlich zu folgender Meditation, die sowohl im Sitzen als auch
im Liegen ausgeführt werden kann.

Meditation über Genesungsenergie durch weniger Todesfurcht

Nun hast du dich bequem niedergelassen.

Du sitzt oder liegst.

Du atmest jetzt tief ein und aus,
ein und aus – einige Male – ganz tief und langsam ein und aus.

Während Du ausatmest,
sagst Du in Gedanken zu Dir selbst:
„Loslassen. Alles ganz locker loslassen".

Du kannst auf Deine Atmung achten
und beim Ausatmen die Worte im Kopf wiederholen
„Alles loslassen".

Vielleicht merkst Du jetzt schon,
wie sich Teile Deines Körpers leicht zu entspannen beginnen,
während andere etwas mehr Zeit dazu benötigen.

Während Du nun weiterhin tief, langsam und ruhig atmest,
richtest Du Deine Aufmerksamkeit auf mögliche Verspannungen in
Deinem Kopf
und auf Deiner Stirn
und während Du ausatmest,
lass Deinen Kopf und Deine Stirn sich entspannen.

Und während Du atmest,
ein und aus,
sprich in Gedanken zu Dir selbst:
„Alles loslassen"
und richte Deine Aufmerksamkeit auf Dein Gesicht
und lass auch dort mögliche Spannungen sich lösen
und Dein Gesicht sich entspannen.

Und während Du weiter atmest,
tief, langsam und ruhig,
lass Deinen Körper sich weiter lösen.

Lass Deinen Nacken und Deine Schultern sich entspannen
Deine Arme und Hände
und Deinen Rücken sich lösen,
ganz entspannt,
und Du kannst die Entspannung hineinnehmen in Deine Brust
und in Deinen Bauch
und in Dein Becken
und dies erlaubt es Deinem Herzen,
Deiner Lunge und Deinem Magen –
und all Deinen inneren Organen –,
sich ebenfalls zu entspannen
und noch tiefer und weiter sich zu lösen,
während Du atmest tief, langsam und ruhig.

Und während Du Dich dabei ausruhst,
und ganz gelöst von oben nach unten weitergehst
und Deine Hüften sich lockern
und Deine Beine die Oberschenkel und die Waden und Deine
Füße.

Nun ist Dein Körper entspannt.
Atme weiter tief, langsam und ruhig.

Wenn Du bereit bist, kannst Du Dir vorstellen,
du näherst Dich dem Tode.

Wo bist Du? Wie alt bist Du?

Du kannst Dir die Umgebung vorstellen,
wo Du gern sein möchtest, wenn der Tod kommt.

Stell Dir Dich selbst in dem Alter vor,
das Du haben möchtest, wenn der Tod kommt.

Nun stell Dir vor,
Du bewegst Dich näher und näher auf den Tod zu.

Stell Dir dich selbst auf dem Totenbett vor.

Wer ist sonst noch da?

Was wird gesprochen?

Atme tief und ruhe Dich aus,
bleibe entspannt.

Stell Dir vor, Du liegst auf Deinem Totenbett.

Stell Dir vor, diejenigen sind bei Dir,
die Du gerne um Dich haben möchtest.

Und stell Dir vor,
Du und Deine Nächsten tauschen Worte der Liebe aus,
und Du wirst von Deinen Nächsten getröstet.

Was willst Du sagen,
was willst Du tun, um bereit zu sein loszulassen?

Was immer das für Dinge sind;
Du sollst wissen,
dass Du sie jetzt sagen oder tun willst.

Stell Dir vor,
Du bewegst Dich noch näher an den Tod heran.

Nun erreichst Du den eigentlichen Vorgang des Sterbens.

Deine Kraft, Dein Wesen, Deine Seele beginnt
Deinen materiellen Körper zu verlassen.

Spüre die Energie,
wie sie von Deinen Füßen heraufsteigt.

Öffne Dich dieser Energie,
indem Du zulässt,
dass sie durch Deinen Körper emporfließt,

und Du spürst, wie sie Deinen Körper oben durch Deinen Kopf ver-
lässt,
Du gelangst hin zum Licht,
immer zum Licht.

Du bewegst Dich im Einklang mit den liebevollen und
schöpferischen Kräften des Universums.

Schau auf die Bilder, die Dir gut tun.

Stell Dir vor, Du treibst im Strom der Welt.

Atme tief,
bewege Dich mit Deinem Atem.

Das Universum atmet Dich ein,
es nimmt Dich auf,
Du verlässt Deinen Körper
und Du fliegst hin zum Licht.

Du wirst eins mit den liebevollen schöpferischen Kräften,
die uns alle erschaffen haben

Und du kannst Dich ausruhen,
ruhe Dich aus.

Da Du Dich nun vereinst
mit den schöpferischen Kräften des Universums,
hast Du eine neue Sicht.

Du kannst auf Dein Leben zurückblicken.

Was hättest Du gerne öfter gemacht?

Was hättest Du lieber nicht oder weniger oft getan?

Nun magst Du entscheiden,
in Zukunft in Deinem irdischen Leben,
das ja immer noch andauert,
mehr das zu tun, was Dir Freude bringt,
und weniger das, was Dir Schmerzen bereitet.

Was willst Du tun,
um mehr Freude in Dein jetziges Leben zu bringen?

Was könnte Dein erster Schritt zu diesem Ziel hin sein?

Und nun,
wo Du Dich gerade von Deinem irdischen Körper frei fühlst,
kannst Du beginnen zu forschen.

Stell Dir vor,
Du bist im Begriff, geboren zu werden.

Wo möchtest Du sein? Wer möchtest Du sein?

Was wäre in Deinem neuen Leben wichtig?

Indem Du nun beginnst,
neue Entscheidungen zu treffen
und überall Wandel zu erleben,
entsagst Du dem Alten
und wirst geboren für das Neue.

Du gibst Deine alten Erfahrungen ab
und Deine alten Überzeugungen,
und Du wirst in neue Erfahrungen und neue Überzeugungen
hineingeboren.

Du musst wissen,
dass sich dies immer wiederholt,
dass Du immer dem Alten abstirbst
und für das Neue geboren wirst.

Du lässt immer eine Gegenwart fallen
und gehst weiter zur nächsten.

Und nun kannst Du Dich bereitmachen,
in Deinen normalen Wachzustand zurückzukehren.

Erinnere Dich an die guten Gedanken und die Gefühle,
die Du gern behalten möchtest.

Erinnere Dich an Deine Entscheidungen über Änderungen
in Deinem Leben, und erinnere Dich daran,
was du als erstes tun möchtest und wann.

Denk daran,
dass Du neue Eindrücke vom Sterben und vom Tod betrachtet hast,
die Dir mehr Energie und Begeisterung geben,
um hier und heute das Leben weiterzuleben
und bring diese Gedanken mit Dir herüber,
wenn Du nun wiederkehrst.

Wenn Du so weit bist,
achte erneut auf Deine Atmung
wie sie strömt
ein und aus.

Spüre den Raum, der Dich umgibt
und höre die Geräusche, die es zu hören gibt.

Während Du in Deiner eigenen Geschwindigkeit
zu Deinem wachen Bewusstseinszustand zurückkehrst,
öffnest Du die Augen
und siehst das Licht, das Dich umgibt.

* * *

Abschließend möchte ich noch auf die **Mind-Body-Medizin** hin-
weisen. Jeder Mensch hat ein natürliches gesundheitsförderndes
Potenzial, weil er im ureigensten Interesse „auf sich Acht" geben
will. Das medizinische Konzept der Mind-Body-Medizin verbindet
Geist, Seele und Körper und will die im Menschen liegenden Ressourcen heben und erwecken.

Zu den Mind-Body-Verfahren zählen Entspannungstechniken, Vor-
stellungsübungen, Meditation, Yoga, Tai Chi, Qi Gong, Gruppenun-
terstützung, autogenes Training sowie kognitive Verfahren wie die

kognitive Umstrukturierung. Letztere ist ein Begriff aus der Verhaltenstherapie.

Zusammenfassend ist zu sagen, dass es darum geht, so genannte selbstschädigende Gedanken zu neutralisieren. Mit allen Verfahren soll erreicht werden, dass negative Gedanken nicht permanent in unseren Köpfen kreisen und unser Verhalten bzw. unsere Emotionen negativ beeinflussen können.

Ich kann nur empfehlen, eines dieser Verfahren kennen zu lernen und einzuüben.

Krankheitsentwicklung und somatische Therapien (Fortsetzung)

Am 21.01.2009 stieg mein PSA-Wert wieder auf 170 und die Chemotherapie wurde fortgesetzt. Nach 13 Gaben konnte dieser Wert auf 70 gesenkt werden. Nach Beendigung dieses Zyklus stieg der PSA-Wert bis November 2009 wieder bis auf 439 an und die nächste Serie Taxotere war fällig. Im April 2010 war nach 16 Gaben der Wert wieder bis auf 122 abgesenkt.

Von Februar 2008 bis April 2009 erhielt ich Bondronat, ein Bisphosphonat; danach trat eine erneute Unterkiefernekrose auf. OP, Nachsorge und Ergebnis verliefen so wie oben beim ersten Auftreten bereits beschrieben. In der Folge erhielt und erhalte ich noch aktuell als Erhaltungstherapie lediglich ein Drittel der bisherigen Dosis, d. h. ich nehme nur noch an jedem dritten Tag Bondronat.

Wie nicht anders zu erwarten, nutzte das PSA dann die Chemopause dazu, bis August 2010 auf 855 anzusteigen. Trotz weiterer 20 Taxol-Gaben stieg der PSA-Wert dann bis März 2011 auf 1174.

Um zu verdeutlichen, wie gut es mir dennoch ging, muss ich an dieser Stelle erwähnen, dass ich in der zweiten Märzhälfte 2010 allein eine Kubareise unternommen habe. Als ich dann aus Havanna zurück kam, musste ich zur Kenntnis nehmen, dass mein PSA-Wert wohl auf die Gelegenheit gewartet hatte, auf 1800 anzusteigen.

Da ich über unseren Bundesverband und das Internet gut informiert war, versuchte ich nun, in die Studie über Abiraterone aufgenommen zu werden. Das misslang jedoch, da diese kurz zuvor geschlossen worden war. In Abstimmung mit meiner Onkologin ließ ich mich vom leitenden Oberarzt einer Klinik für Urologie beraten, der aktiv an der Durchführung der genannten Studie mitgewirkt hatte.

Die Konsultation brachte das Ergebnis, dass ich seit April 2011 alle vier Wochen eine Enantonespritze erhielt. Allein aufgrund dieser Therapie sank der PSA-Wert bis August 2011 auf 1221. Seit September 2011 erhalte ich nun die Kombination von Prednison und Zytiga (Abirateronacetat). Für den Monatsbedarf von 120 Tabletten verlangt die Lieferfirma die Kleinigkeit von 5.445,13 Euro.

2011 wurde bei mir darüber hinaus ein beidseitiges Gehörgangs-Cholesteatom diagnostiziert (wird auch als Perlgeschwulst oder Zwiebelgeschwulst bezeichnet und ist eine Einwucherung von verhornendem Plattenepithel in das Mittelohr; in meinem Falle vermutlich eine Spätfolge der zahlreichen Chemogaben). Die Operation des linken Ohrs fand Mitte Oktober 2011 im Klinikum Mannheim statt; OP und Nachsorge haben das Cholesteatom dieses Ohrs erfolgreich beseitigt. Anfang April 2012 wurde die Operation des rechten Ohrs erfolgreich durchgeführt.

Unter Abiraterone sank der PSA-Wert von 1221,0 bis zum 16.02.2012 auf 209,9. Inzwischen ist er wieder mit monatlichen Schwankungen auf 543,7 gestiegen. Am 12.04.2012 wurde ich 75. Ich konnte meinen Geburtstag mit Freunden und Verwandten, die mir nahe stehen, feiern. Am nächsten steht mir meine geliebte Irmela, mit der mich inzwischen eine zehnjährige Liebesbeziehung verbindet. Ich denke, dass auch dieses tiefe Glück eine heilende Wirkung auf meine Krebserkrankung hat.

Möglichkeiten der Psychoonkologie

Ich habe im Verlauf meiner Erkrankung zweimal die Hilfe von Fachleuten in Anspruch genommen, die die Silbe „psych" in ihrer Berufsbezeichnung trugen; die Bezeichnung Psychoonkologe existierte damals noch nicht. Aber ich muss mit Freude und Dankbarkeit feststellen, dass die Hilfe, die ich·erhalten habe, für mich sehr wertvoll war und auch heilsam auf den Verlauf meiner Erkrankung gewirkt hat. Ich habe in diesem Zusammenhang nichts zu verbergen, aber ich glaube nicht, dass dem Leser Detailkenntnisse meiner sehr individuellen therapeutischen Prozesse viel nutzen würden.

Ich gehe aber davon aus, dass die Klärung der Fragen, was eine Seele ist, wie sie sich in der Evolution entwickelt hat, wie wir sie manchmal schlecht behandeln und dadurch krank machen und was wir mit psychoonkologischer Hilfe tun können, damit sie wieder gesundet, für den Leser so interessant sein kann, wie es für mich war und noch immer ist.

Auch wenn es die Psychoonkologie bei der Entdeckung meines Prostatakrebses in der jetzigen Form noch nicht gab, so dankbar können wir Betroffene inzwischen über die Entwicklung in diesem Bereich sein. Denn bis in die 90er Jahre des letzten Jahrhunderts hinein beschäftigte sich diese Fachrichtung ausschließlich mit der Frage, inwieweit und welche Faktoren psychischer Art zur Entstehung von Tumoren beitragen. Auch wenn die Psychoonkologen nach wie vor dieser Frage nachgehen, haben sich die Schwerpunkte verschoben. Nunmehr kümmern sich die Wissenschaftler hauptsächlich um die sozialen und psychischen Probleme, die aus der Krebserkrankung des Patienten erwachsen können.

Eine Großzahl aller Arztbesuche in westlichen Ländern erfolgt aufgrund von Stress-induzierten Erkrankungen. Psychische Leiden wie Depressionen und psychosomatische Störungen gelten heute als Volkskrankheiten. Dies alles spricht für die Wahrscheinlichkeit, dass

Stress auch bei unserer Krebserkrankung eine Rolle spielt. Die angemessenen Therapien bei Stress-induzierten Erkrankungen können Stressreduktion, gesundheitsorientierter Lebensstil, gesunde Ernährung, Bewegung, Spannungsregulation und kognitive Neuorientierung sein.

Wenn Stress nun einen so großen Einfluss auf unsere Gesundheit hat, so habe ich mich in meiner Unbedarftheit gefragt, worum es sich bei Stress denn nun eigentlich handelt.

Den Stressbegriff gibt es erst seit den dreißiger Jahren des vergangenen Jahrhunderts. Der österreichisch-ungarische und nach Kanada ausgewanderte Mediziner Hans Selye beschrieb einen körperlichen Zustand in Alarmbereitschaft, der sich auf erhöhten Leistungseinsatz mit Stress vorbereitet. Selye unterschied dabei zwischen den Begriffen Eustress, der eine notwendige und positiv erlebte Aktivierung des Organismus darstellt, und Disstress, den er als belastend und als schädlich wirkende Reaktion auf ein Übermaß an Anforderungen beschrieb. Wenn wir im allgemeinen Sprachgebrauch von Stress sprechen, meinen wir den von Selye beschriebenen Disstress.

Stressfaktoren können sehr unterschiedlich sein und werden durch körperliche und seelische Reize ausgelöst, zu denen neben Lärm, Kälte oder Wärme auch Verletzungen und Infektionen gehören. Dazu kommen seelische Stressoren (Reize) wie Partnerschaftsprobleme oder Verlust oder Tod eines nahestehenden Menschen, nicht verarbeitete seelische Verletzungen aus früherer Zeit, Konflikte, Unkontrollierbarkeit, Hilflosigkeit, Verlust des Arbeitsplatzes, Wut oder Feindseligkeit, Depression und Verdrängung oder das Leugnen von Angst.

Selye hat drei Phasen im Bereich des Stressablaufes ermittelt: Die erste nennt er Alarmreaktionsphase, in der es zu einer vermehrten Ausschüttung von Hormonen der Nebennierenrinde wie Cortisol und des Nebennierenmarks wie Adrenalin und Noradrenalin kommt. Herzschlag und Blutdruck sind erhöht, auch der Blutzuckerspiegel steigt, die Durchblutung im Körper wird stärker. In der zweiten Stressphase passt sich der Organismus den Stressoren an. Die Widerstandsfähigkeit gegenüber den äußeren Reizen lässt nach und kann dadurch zu einer Schwächung des Immunsystems führen. Damit sinkt die Abwehrbereitschaft des Körpers gegenüber möglichen Krankheiten.

Bei chronisch einwirkendem Stress kann es in der Phase der Erschöpfung zu organischen Erkrankungen kommen wie z. B. Herz-Kreislauferkrankungen, Magengeschwüren oder Bluthochdruck.

Interessant finde ich im vorliegenden Zusammenhang die Ergebnisse einer Studie der beiden amerikanischen Hormonforscher Janice Kiecolt-Glaser und Ronald Glaser von der Ohio State University in Columbus. Sie stellten fest, dass sowohl Männer als auch Frauen auf die Qualität ihrer Beziehung über den Spiegel an Stresshormonen im Blut und über die Stärke der Immunfunktion reagieren. (Der beim Liebesakt ausgeschüttete Hormonspiegel ist wesentlich vielseitiger und stärker als bei sportlichen Hochleistungen.)

Bevor ich nun weiter auf das Thema Psychoonkologie eingehe, will ich kurz zwei Studien erwähnen, die die Wirkung von Denken und Fühlen auf unseren Körper und unser Handeln deutlich machen:

An der Universität Kiel wurde ein interessanter Versuch durchgeführt: Eine Gruppe von Prostatakrebs-Kranken wurde nach der Operation psychoonkologisch betreut, während eine gleich große Kontrollgruppe im selben Zeitraum lediglich die Routineversorgung erhielt. In der Gruppe der psychoonkologisch Betreuten lebten nach zehn Jahren noch über 20 Prozent, also gut jeder Fünfte, während in der Kontrollgruppe im selben Zeitraum nur knapp 10 Prozent, also knapp jeder Zehnte, überlebt hatte. Die Ärzte hatten zwar damit gerechnet, dass die Patienten mit psychoonkologischer Betreuung besser mit ihrem Krebsleiden zurechtkommen. Dass diese Gruppe jedoch im Vergleich zur Kontrollgruppe eine doppelt so große Überlebenschance hatte, war auch für die Ärzte eine echte Überraschung.

Die Süddeutschen Zeitung vom 10.01.2008 berichtet von einer weiteren Studie, die ergab, „dass unter Witwern, die älter als 54 Jahre waren, in den ersten sechs Monaten nach dem Tod der Ehefrau die Sterblichkeit um 40 Prozent höher war als in der Normalbevölkerung desselben Alters".

Diese Nachricht fand ich alarmierend. Ich leitete für mich die Frage ab, wie ich meine innere Verfassung so verändern kann, dass stressbedingte Schäden beseitigt werden und dass sich diese Verbesserungen lebensverlängernd auf meinen Krankheitsverlauf auswirken.

Ich komme deshalb noch einmal auf die Placeboforschung zurück, wonach die innere Einstellung einen großen Einfluss auf die Wirkung der Substanz hat. Oftmals ist bei bis zu 40 Prozent der Versuchspersonen die erwünschte Veränderung eingetreten, obwohl sie ja nicht das Verum erhalten hatten. Die erfolgte wünschenswerte körperliche Reaktion beruht somit auf der Erwartungshaltung des Patienten (–> hierzu auch das Kapitel „Patient-Arzt-Beziehung").

Wie dieses Beispiel zeigt, ist die emotionale und personale Verfassung unmittelbar mit den immunologischen und biochemischen Prozessen verknüpft.

Wir Männer neigen dazu, den kühlen, nüchternen Verstand für unser wertvollstes Gut zu halten. Heute wissen Forscher jedoch, dass all unser Denken und Handeln geleitet ist von Gefühlen. Ohne sie sind wir nichts. Auch wir Männer sind von der Evolution damit ausgestattet worden, auf dass wir leben und es uns gut ergehe. In unserem Erbgut ist sowohl für den Leib als auch für die Seele gleichermaßen gesorgt: Was für den Körper das Immunsystem ist, das sind für unser geistiges Leben die Emotionen. Auch sie sollen abwehren, was uns bedroht und zulassen, was uns gut tut. Sie steuern also unser „seelisches Immunsystem".

Der Versuch, den Menschen allein über den klaren, von Emotionen ungetrübten Intellekt zu definieren und zu steuern, führt regelmäßig in die Irre. So funktionieren wir nun mal nicht. Ich habe dies unter dem Begriff der emotionalen Intelligenz zuvor ausführlich beschrieben (–> Kapitel „Männlichkeit").

Neueste Hirnforschungen haben gezeigt, dass bei moralischen Entscheidungen nicht etwa die Region der Großhirnrinde, sondern unser so genanntes Reptilienhirn, das u. a. Triebleben und Emotionen steuert, aktiviert wird. Demnach beruht unser soziales Gewissen und unser Gerechtigkeitsempfinden nicht auf intellektuellen Leistungen, die in den Schaltungen der Großhirnrinde lokalisiert sind, sondern auf Emotionen, die auch Tiere besitzen.

Nach der Darwinschen Lehre sollen im Daseinskampf die Stärksten überleben. „Survival of the fittest" – das bedeutet im Sinne Darwins übrigens nicht, dass das stärkste Individuum, sondern dass das Individuum, das sich am besten an die Umwelt anpassen kann, überleben wird. Also sind diejenigen Individuen, die zur Übersicht und zur Zusammenarbeit neigen und die zum notwendigen Ein- und Unterordnen fähig sind, die Überlebensfähigeren?

Im Laufe der Evolution haben sich je nach Spezies die besten Anpassungen an spezielle Lebensräume entwickelt. Wer überleben will, benötigt besonders ausgebildete Fähigkeiten und Eigenschaften. Beispielsweise bei Tieren, die gemeinsam ihren Nachwuchs versorgen, können die Mütter einzeln Futter suchen, womit die Ernährung der ganzen Gruppe gesichert und die Überlebenschance aller Jungen verbessert wird. Die Kooperation gelingt aber nur dann, wenn bestimmte Fähigkeiten vorhanden sind wie Empathie und ein Sinn für Gerechtigkeit.

Eigenschaften wie Freundlichkeit und Hilfsbereitschaft haben sich entwickelt, weil sie sich im Konkurrenzkampf der Evolution als vorteilhaft erwiesen haben.

Das Entscheidende für uns ist, dass wir einsehen, verstehen und lernen, dass Geist und Körper, Verstand und Gefühl untrennbar verwoben sind. Ohne Gefühle leben wir höchst gefährlich.

Warum fällt es denn besonders uns Männern so schwer, auf unsere Gefühle zu achten oder gar über sie zu sprechen? Vermutlich liegt der Grund dafür in den Dominanzstrukturen, die seit Jahrhunderten in unserer Kultur herrschen und die im Kapitalismus noch verstärkt worden sind.

Das für uns Männer Entscheidende ist, dass die Fähigkeit, positive Erwartung in Genesung umzumünzen, vermutlich im Laufe der Evolution im Erbgut des Menschen verankert wurde, weil diese Gabe Niedergeschlagenheit, Bedrückung, Hoffnungslosigkeit und damit Krankheiten abbauen kann.

Wir sind nicht frei von Gefühlen. Sekündlich durchströmen sie uns, oftmals unbewusst, weil sie ein Teil von uns sind. Durch unsere Körpersprache kommen sie zum Ausdruck. Gegenüber Menschen, die wir nicht mögen, oder in Situationen, die wir nicht aushalten können, verschränken wir – zur Abwehrhaltung – unsere Arme. Sinnhafte Sprüche über Emotionen gibt es viele. „Aus seinem Herzen keine Mördergrube machen", „sein Herz ausschütten", „im Grunde meines Herzens", in der „Tiefe meines Herzens": Damit ist nicht das Herz als Organ gemeint, sondern es werden Gefühle angesprochen, die tief ins uns sind. Von „Herzensangelegenheiten" und vom „Grunde des Herzens" zu sprechen, ist deshalb keineswegs seltsam. Theologen benutzen dieses Bild genauso wie Wissenschaftler, Komponisten, Dichter sowie auch Psychologen und Psychotherapeuten.

Wenn uns permanent Emotionen begleiten, dann dürfte es uns leichter fallen, einen Blick in unser Inneres zu werfen. Dies kann jedoch nur dann gelingen, wenn wir aufhören, die Gefühle – weil wir sie grundsätzlich für nicht angemessen halten – zu unterdrücken. Wir sollten die Nachricht oder die Botschaft, die uns unsere Gefühle geben, begreifen. Das Zwiegespräch mit unserem „inneren Kind", also unserer im Gehirn gespeicherten Gefühle, wird sich als heilsam herausstellen. Gefühle wie Freude, Neugier, Traurigkeit, Angst, Wut, Schmerz, Glück sind in uns vorhanden und in bestimmten Gehirnregionen abgespeichert. Es liegt nun an uns, aufmerksam zu werden für ihre Botschaften und uns auf sie einzulassen.

Tiere wittern intuitiv eine Gefahr. Auch wir Menschen haben Angst, spüren Gefahr. Gäbe es die Emotionen nicht, müssten wir erst unser Gehirn bemühen, um Gefahren zu erkennen. Sobald unsere Sinnesorgane Gefahr wahrnehmen, beschleunigt sich der Herzschlag, Blutdruck und Atemfrequenz werden erhöht. Das Gehirn wird in Sekunden in einen Bereitschaftszustand versetzt, der die bestmögliche und angemessene Reaktion bewirken soll. Dabei werden einige Hirnregionen vorübergehend inaktiver, während sich andere Gehirnregionen zusammenschalten. Das Gedächtnis wird besser, das Denkvermögen nimmt ab. Das macht Sinn, weil unsere Erfahrungen gefragt sind, wenn es um die angemessene Reaktion auf eine Gefahrensituation geht. Unsere Erfahrung sagt uns, ob wir lieber einen Angriff abwehren oder uns zurückziehen sollen. „Fight or flight" nennt der amerikanische Physiologe Walter Cannon diesen Begriff der elementaren Schutzreaktion.

Wenn auch manche von uns, wie es scheint, von vornherein einen etwas kürzeren Weg zum Glück haben als andere, bleibt trotz der beschriebenen genetischen Vorgaben ein großer Spielraum für Entwicklungen. Denn was für die Intelligenz gilt, hat offenbar auch Gültigkeit für unsere emotionalen Fähigkeiten: Wir können daran arbeiten und Defizite mehr als ausgleichen. An allem, was uns nicht in die Wiege gelegt worden ist, können wir arbeiten oder es erlernen und damit unsere Selbstheilungskräfte aktivieren und stärken.

Der portugiesische Neurowissenschaftler António Damásio formuliert es so: „Die Natur hat keinen Plan zur Förderung des menschlichen Wohls, doch der Mensch als Geschöpf der Natur ist in der Lage, einen solchen Plan zu ersinnen."

Einen Versuch scheint mir das wert zu sein. Und vielleicht fühlt sich das Leben dann schon bald viel besser an.

Soviel zur Evolution dieser eigenartigen Instanz, die wir alle in uns tragen, nämlich der Seele. Natürlich stellte sich mir dann die Frage, was die Psychoonkologie denn nun unter Seele versteht.

Die Beschäftigung mit dieser Frage brachte mir die Klarheit und eine Antwort.

Seele ist

• das System unseres Wahrnehmens und Denkens (und Träumens).

• Sie macht uns zu bewusstseinsfähigen Lebewesen.

• In ihr gibt es rationale, emotionale wie auch unbewusste Inhalte als Motive für unsere Handlungen.

Sowohl Theologen als auch Naturwissenschaftler nutzen den Begriff Seele. Die Theologen nennen die oben beschriebenen Eigenschaften den menschlichen Geist oder die Seele, die Wissenschaftler nennen sie Psyche oder auch Seele. Egal ob wir das System unserer Wahrnehmungen nun Seele oder Psyche nennen: Was diesen Teil eines Menschen ausmacht, ist das Resultat von biochemischen und elektrischen Prozessen im Gehirn.

Vermutlich sind jene Nervennetze im Gehirn, die – aus dem Takt geraten – psychische Erkrankungen hervorrufen, dieselben, die auch die Eigenschaften der gesunden Seele steuern und die, mit entsprechenden Gedanken, Gefühlen und Erfahrungen gefüttert, unsere Selbstheilungskräfte aktivieren können.

Der Mensch besteht aus zwei Subsystemen: Psyche und Körper. Eine Seele, in die wir unsere traumatischen Erlebnisse verdrängen und in der wir unsere diesbezüglichen Ängste schon lange Jahre lagern, erzeugt permanent Stress, Dauerstress. Die Seele kann aber nur dann Harmonie, Wohlbefinden und Heilung erzeugen, wenn wir ihr

die Chance geben zu gesunden. Umgekehrt und als Handlungsan-
weisung zu verstehen, bedeutet dies: Wenn wir sie von den Ängsten und Problemen befreien, die wir bei ihr abgeladen haben, können wir gesund werden.

Beides, das Kranksein bzw. Krankmachen und das Heilen sind in
hohem Maße mit unseren Gedanken und unseren Gefühlen verbunden.

Unsere Gedanken und Gefühle

• verändern die physiologischen Abläufe im Körper.

• können in Hirnregionen Mechanismen aktivieren, die dazu
  beitragen, dass wir erkranken.

• können aber auch Mechanismen aktivieren, die gegen Krankheit
  und Stress ankämpfen.

Etwas fühlen heißt also immer, wie bereits im Kapitel „Männlichkeit" beschrieben, sich etwas nahe gehen lassen. Gefühle galten
lange als Störfaktor für das rationale Denken und Handeln. Seit
einigen Jahrzehnten weisen Emotionsforscher aber Gefühlen eine
eigene Rationalität zu. Sie verstehen Gefühle als ein eigenes Wahr-
nehmungssystem, das uns etwas zu erkennen gibt, was wir sonst
gar nicht erkennen könnten. Seither wird den Gefühlen eine eigene Erkenntniskraft zugestanden.

Was hält nun die Seele wirklich gesund?

Erinnern wir uns an folgende Aussagen aus dem Kapitel „Männlichkeit": Negative Gefühle machen uns das Leben schwer. Und nur derjenige gilt als seelisch gesund, dessen Gefühle der jeweiligen Situation angemessen sind.

An dieser Stelle möchte ich einen Begriff einbringen, der für die
seelische Heilung von enormer Wichtigkeit ist. In der Psychoonko-

logie spricht man von Resilienz. Das Wort hat einen englischen Wortstamm: resilience – und kann mit Widerstandsfähigkeit, Elastizität oder Spannkraft übersetzt werden. Gemeint ist die uns innewohnende innere psychische Widerstandskraft gegen Schicksalsschläge.

Für uns als Prostatakrebspatienten steht damit die große Frage im Raum, ob Resilienz erlernbar ist. Als Lernziel zu definieren ist, die eigenen Fähigkeiten und individuelle Ressourcen, die wir besitzen, bewusst wahrzunehmen und sie zur Heilung einzusetzen sowie weniger bekannte oder bewusste Heilungsfaktoren kennen zu lernen und sie zu aktivieren.

Wir müssen lernen,

• unsere Situation anzunehmen.

• unseren tiefsten Ängsten zu begegnen.

• unsere Emotionen, unsere Aufmerksamkeit und unser Verhalten zu kontrollieren, also die Fähigkeit, mit der eigenen Gefühlswelt so umzugehen, dass hohe Belastungen nicht als Stress, sondern als Herausforderung empfunden werden, dass Krisen sicher gemeistert werden und dass wir nach der Krise wieder erfolgreich handeln und glücklich leben können.

• an die eigenen Kompetenzen zu glauben.

• nicht immer zu glauben, dass wir Opfer einer Krankheit geworden sind, sondern aktiv zu handeln.

• realistische Ziele zu entwickeln und uns von negativen Wendepunkten des Lebens nicht aus dem Gleichgewicht werfen zu lassen.

• uns gedanklich auf „das Leben danach" vorbereiten und neue Herausforderungen meistern zu können.

• uns mit diesen Schritten selbst zu helfen, denn Selbsthilfe ist die beste Hilfe.

Ziel der Psychoonkologie ist es, im Therapiegespräch gemeinsam mit dem Patienten zu ermitteln, welche schädlichen Zustände wie z. B. Wut, Feindseligkeit, Depression, Verdrängung, Leugnen von Angst ihn belasten. Anschließend versuchen Arzt und Patient ebenfalls in gemeinsamer Arbeit, heilsame Wirkungen zu erzeugen: wenn seelische Konflikte gelöst werden und Ruhe, Optimismus, Selbstvertrauen, Friede, Freude, Güte, Liebe wieder wachsen können.

Positive Emotionen lösen nämlich weitere Glücksgefühle aus, die unser Leben als Krebspatient dauerhaft erleichtern und verlängern.

Unter seelischem Wohlbefinden verstehen wir

• Freude, Glück, Zufriedenheit

• Leistungsfähigkeit, Sinnfindung

• Selbstverwirklichung

• Umgang mit Belastungen

• Nutzung von Ressourcen

Psychoonkologische Therapien sind:

• Aufklärung und Beratung über Ängste, das Erleben von Hilflosigkeit und Kontrollverlust abbauen,

• verbale Intervention (psychosomatische Grundversorgung),

• Entspannungsverfahren (Autogenes Training, Progressive Muskelrelaxation etc.),

• hypnotherapeutische Interventionen (z. B. Imaginationsübungen),

• Verhaltenstherapie zur Schmerzbewältigung.

Viele Männer neigen dazu, die Existenz der eigenen Psyche und des seelischen Immunsystems zu ignorieren oder zumindest zu vernachlässigen; es kommt ihnen daher nur schwer in den Sinn, Hilfe zur Gesundung ihrer Psyche und ihres seelischen Immunsystems anzunehmen. Das ist aus meiner Erfahrung, die ich im Rahmen meines Krebsprozesses gemacht habe, bedauerlich. Kein Krimi kommt an die Spannung und an den im wahrsten Sinne des Wortes Nervenkitzel heran, die eigenen Wechselwirkungen zwischen Seele und Körper nach und nach zu verstehen.

• Sich mit der eigenen Seele auseinander zu setzen, kann eine Herausforderung sein, und die lieben wir Männer ja.

• Sie erfordert auch Mut, aber den haben wir Männer ja.

Aus meiner eigenen Geschichte kann ich abschließend nur sagen: Psychoonkologische Therapien tun nicht nur unserer Seele gut, steigern nicht nur unser Wohlbefinden, sondern können auch unseren Krankheitsverlauf heilsam beeinflussen und möglicherweise sogar unser Leben verlängern.

Persönliches Resümee

Auch bezüglich unserer Seele und deren Verletzungen ist die beste Hilfe die Selbsthilfe.

So paradox es klingen mag, aber ich habe in den vergangenen 17 Jahren gelernt, dass beides – seelisches Wachstum oder Reife und Prostatakrebs – koexistieren können.

Ich bin während meiner Erkrankung stärker und reifer geworden. Ich komme nicht nur wieder mit meinem Leben zurecht, sondern meine Persönlichkeit hat sich deutlich zum Positiven verändert. Ich bin sogar ein glücklicherer Mensch geworden, und ich habe nach dem Weinen meinen Humor wiedergefunden.

Und nicht zuletzt: Das Wachstum meines Krebses hat sich sehr, sehr verlangsamt.

Ich erlaube mir, den Leser zu bitten, sich folgende Fragen zu stellen und sie ehrlich und gewissenhaft zu beantworten:

Wie geht es mir?

- Bin ich manchmal depressiv?
- Rauben mir angstvolle Gedanken den Schlaf?
- Gibt es Gefühle, die mich andauernd belasten?
- Setzt mich irgendetwas unter Dauerstress?

Schließlich erlaube ich mir, folgende Empfehlungen auszusprechen:

- Bei krankmachenden Symptomen: Lassen Sie sich von einem Psychoonkologen helfen!
- Bei Ängsten, Unruhe und Verdrängung: Lassen Sie sich von einem Psychoonkologen helfen!
- Tun Sie Dinge, die Ihnen Freude machen und tiefe Erfüllung bringen!

Helfen Sie sich selbst durch Öffnung gegenüber der Psychoonkologie, denn Selbsthilfe ist die beste Hilfe.

Ich habe zu Anfang dieses Buchs ein Märchen wiedergegeben, weil ich darin wunderbare Hinweise auf die Arbeit von Selbsthilfegruppen gefunden habe. Ich möchte dieses Buch mit der Wiedergabe einiger poetischer Ausführungen beenden, weil auch sie uns sagen, dass wir niemals aufgeben dürfen.

Eine Eiche und ein Schilfrohr streiten über ihre Stärke.
Als ein heftiger Sturm aufkommt, bleibt die Eiche aufrecht stehen
und wird entwurzelt. Das Schilfrohr aber beugt sich und wiegt sich
im Wind und richtet sich wieder auf, als der Sturm nachlässt.

Es ist nicht entscheidend,
was in unserem Leben passiert,
sondern wie wir damit umgehen.

(Anonym)

Mitten im Winter habe ich schließlich gelernt,
dass es in mir einen unbesiegbaren Sommer gibt.

(Albert Camus)

Buchempfehlungen

- O. Carl Simonton; Stephanie Matthews Simonton; James Creighton: **Wieder gesund werden**. Eine Anleitung zur Aktivierung der Selbstheilungskräfte für Krebspatienten und ihre Angehörigen

- Joachim Bauer: **Das Gedächtnis des Körpers.** Wie Beziehungen und Lebensstile unsere Gene steuern

- Joachim Bauer: **Warum ich fühle, was du fühlst:** Intuitive Kommunikation und das Geheimnis der Spiegelneurone

- Jon Kabat-Zinn: **Gesund durch Meditation.** Das große Buch der Selbstheilung

- Gerald Hüther: **Männer – Das schwache Geschlecht und sein Gehirn**

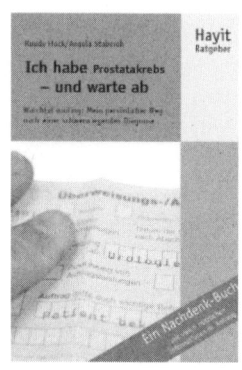

Ruudy Hock/Angela Staberoh

Ich habe Prostatakrebs – und warte ab

Watchful waiting: Mein persönlicher Weg nach einer schwerwiegenden Diagnose

Hayit Ratgeber
110 Seiten
ISBN 978-3-87322-122-2
12,95 EUR

Ich habe Prostatakrebs – und warte ab

Ein Nachdenk-Buch mit vielen nützlichen Informationen

Diagnose Prostatakrebs: Fast ausschließlich entscheiden sich Betroffene für eine Prostataentfernung, Bestrahlungen oder eine Hormonbehandlung.

Ruudy Hock ist einen anderen Weg gegangen: „Watchful waiting". Dabei hat er sich von wissenschaftlich fundierten Studien überzeugen lassen.

Der Behandlungsverweigerer gibt in diesem Buch bewegende Einblicke in eine Philosophie, die es ihm erlaubt, mit einem „schlafenden Karzinom" zufrieden zu leben.

Aber auch Betroffene, die sich für eine herkömmliche Therapie entscheiden, finden in diesem Ratgeber zahlreiche Informationen und hilfreiche Adressen.

Hayit Medien, eine Unit von Mundo Marketing GmbH
Vorgebirgstr. 59, 50677 Köln
Tel. 0221 921635-0, Fax 0221 0221 921635-24
kontakt@hayit.de www.hayit.de